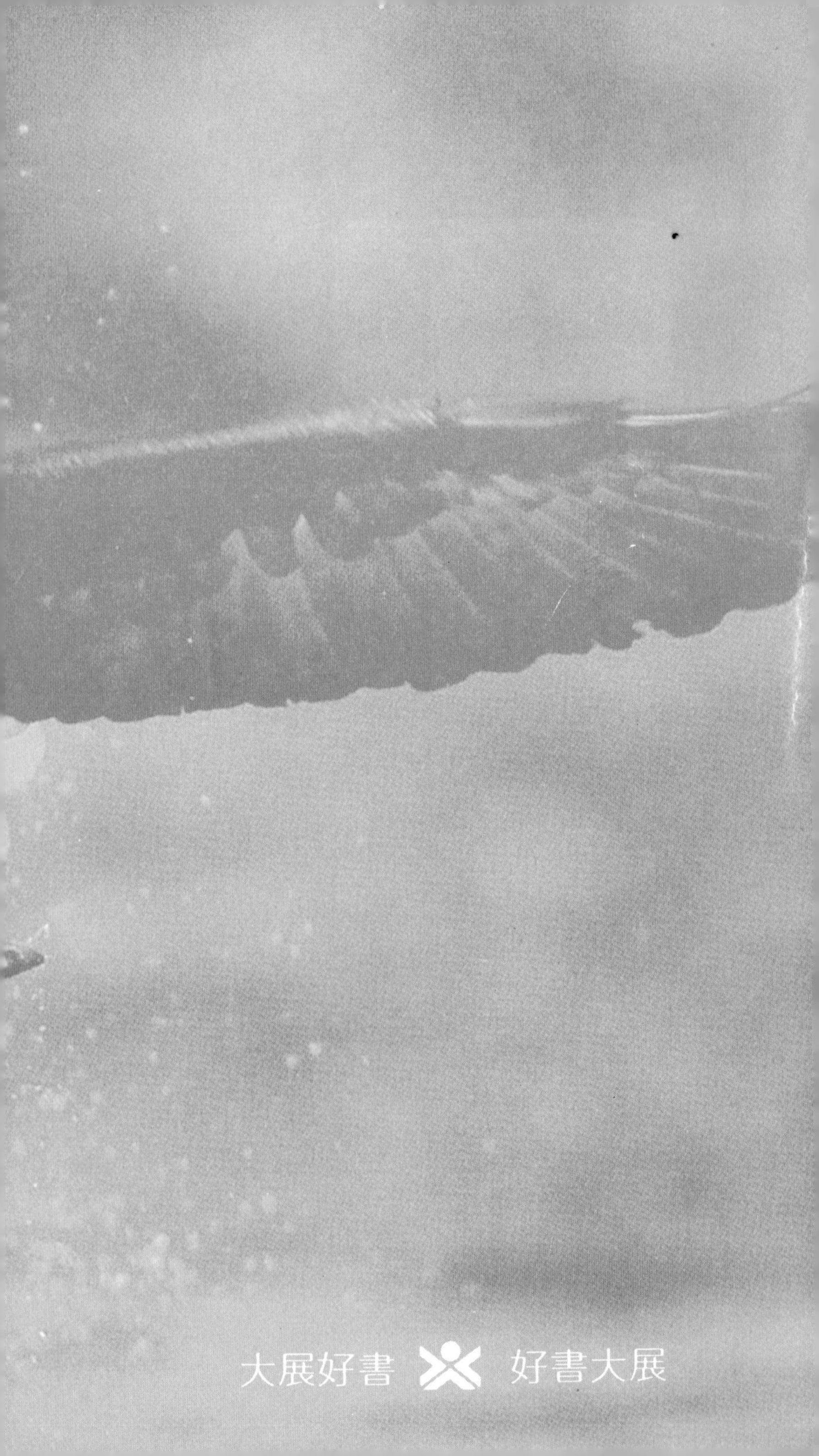
大展好書 好書大展

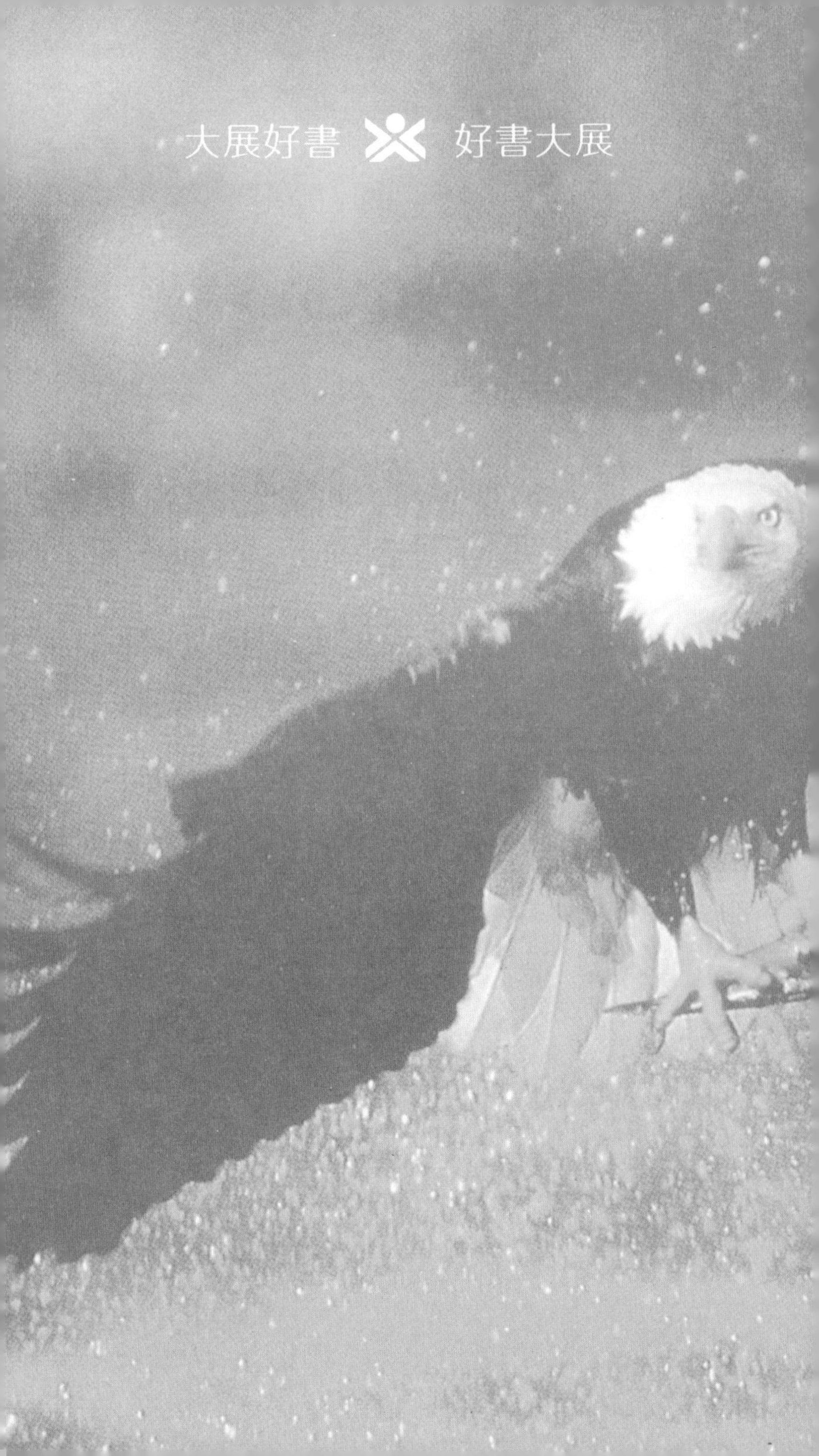
大展好書 好書大展

克服癌症調和道呼吸法

帶津良一／著
楊鴻儒／譯

56
健康天地

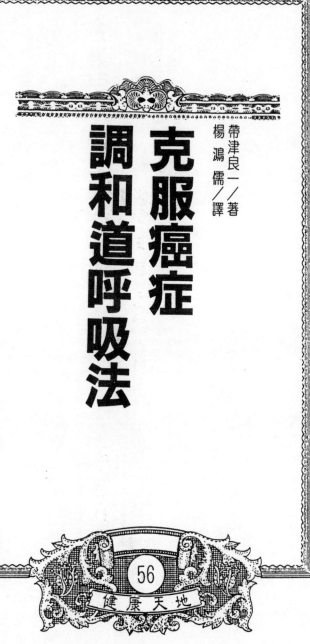

前言

瀏覽本書的標題，說不定有人會懷疑呼吸法是否能治療、預防癌症。當然，我並不是說僅用呼吸法就能克服所有的癌症。

但是，呼吸法是提高生命本來具有的自然治癒力的方法。充分活用自然治癒力，才能將最尖端的醫學效果十足地發揮出來。

我身為一名外科醫生，長年治療癌症（尤其食道癌）。西洋醫學的進步神速，尤其在取出身體各部位，檢查及治療上，我感覺它已經到達無法前進的地步。儘管如此，它具有五年的存活率所見到的實際治療效果，並不像我們所期待般地成長。為什麼呢？我感到困惑了。

這時候，我遇到中國醫學。中國醫學是把人的整個身體視為範疇，以提高自然治癒力，以癌症為首，它是將所有病症從其原因加以鏟除為目的。

接觸了其深奧的理論，我除了將西洋醫學的成果做最大極限的活用，並將之納入醫療當中。這種稱為中西醫結合的治療效果，遠超過我的期待。

呼吸法也是中國醫學之一，自古即發達。在日本，江戶時代的白隱禪師，便加以採納。到了明治時代，進一步加以體系化的，便是本書所介紹的「調和道呼吸法」。其功法易學，一天只要實行二十分鐘，便能期待有根絕萬病之源的效果，正可謂極致的健康法。

日本呼吸法的始祖白隱禪師將他的著作標為『夜船閑話』：「嘗試了呼吸法，無論什麼病都治不好的話，請取我項上人頭。」正如白隱禪師，在此我也獻上我的人頭，各位可能會感到困惑吧！但我也是以相同的心情來奉勸各位實行調和道呼吸法。

請一定要從今天開始實踐，體驗一下它的效果。

帶津　良一

目錄

第二章 何謂「呼吸法」

——東方醫學所指出的極致目標為何？

第三章　產生癌症的真正原因
——體內掌握關鍵的「生命場」

第四章 預防癌症的呼吸法

——極致的調和道呼吸法，其科學及實踐

第五章　癌症治療與中國醫學的可能性

——「空間」科學解開了自然治癒力之謎

第六章 人類的生與死
——自我實現與呼吸法的關係

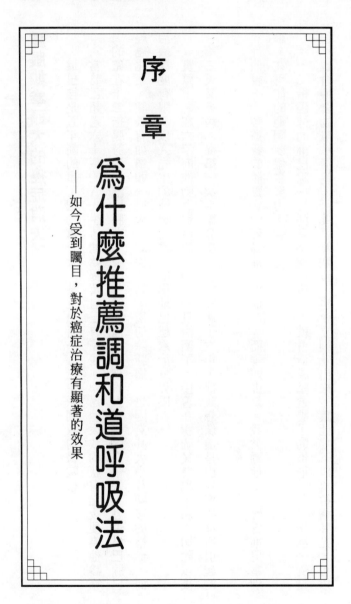

序章

爲什麼推薦調和道呼吸法

——如今受到矚目，對於癌症治療有顯著的效果

腫脹如拳頭大的癌症消失了

這已經是五年前的事了吧！有一天，某位患者（A先生）到我的醫院來。

當時已超過六十歲的A先生，開始提及自己有癌症。聽過他大致的狀況之後便為他診察，的確在十二指腸旁邊的淋巴腺有了腫脹。就如他所帶來的大學醫院介紹書，恐怕淋巴腺已經癌化了，腫脹有如拳頭一般大。即使要動手術切除腫瘤，也因為其大小及轉移的情形，而治療程度有限。以A先生的情況而言，明顯地已超過治療界限。

實際上，在六年前他動過胃癌的手術。一旦治癒了，接著在膀胱又發現了癌；切除以後，第三天又發病。從第一次手術算起，已經經過了六年，很難想像這是由胃癌轉移所引起的。

他說：「難道我的體質真的容易罹患癌症？」而垂頭喪氣。我鼓勵他：「體質則另當別論，在可能的範圍要儘量努力。」

十二指腸旁的淋巴腺一旦腫到拳頭一般大，就會造成壓迫腸子的情形。十二指腸一受壓迫，也會使食物無法通過，因此就算飲食，也會立刻吐出來。讓他喝下鋇再拍攝X光，可以見到鋇停留在受壓迫的部位。於是他住到我的醫院裡來。

對於不能以食物來補充營養的他，首先我處方點滴直接輸給他營養。接著再大量投以維他命C，也是由血管注入。雖然想用口服的，卻因為大量的維他命C會損害胃及食道，因此不用口服，並加上丸山疫苗。

此外，並指導他練習太極拳及調和道呼吸法。

據說他以前曾打過太極拳。調和道呼吸法則是在我的醫院第一次接觸到的。

從住院後的那天開始，A先生將點滴瓶掛在台架上，開始認真地打太極拳，及調和道呼吸法。因為無法用手術來切除拳頭般大小的腫瘤，因此便拼命實行。

過了幾週，他說感覺到腹中的腫瘤情況較好，因此就拍攝了X光。這麼一來，情況如何呢?的確腫瘤縮小了。拳頭大的瘤，幾乎是小了一圈。維他命C與丸山疫苗，以及太極拳和呼吸法，究竟哪一樣奏效了?或者是全都有效呢?雖然無法下定論，但總之腫瘤是縮小了。

接著再數週，他仍舊與癌症對抗。腫瘤也就順利地變小了。一旦有了效果，當事人就會比以前來得更有幹勁。那便是認真地重複進行著太極拳、呼吸法。

終於，癌症消失的日子來臨了。

連X光都不必拍。當然，因為受壓迫的塊狀消失了，因此也能由口中按時進食了。

「水跟食物真是美味啊！」

現在他是真正地開心了。

是什麼消滅了癌症？

就如您已經注意到的，在我的醫院當中，當時除了一般外科處置也包括在內的西洋醫學；治療上並開始納入中國醫學。中國醫學具體方面包括了中藥、針灸、以及氣功。氣功也分為好幾種，我推薦給A先生的調和道呼吸法和太極拳，即為氣功的代表。

為什麼他的腫瘤消失呢？

我並不是要特別強調：是調和道呼吸法與太極拳清除了癌症。但是，以我做為外科醫師的經驗而言，是幾乎無法想像光用維他命C及丸山疫苗，就能將拳頭大的腫瘤清除乾淨。當然，我認為將維他命C及丸山疫苗，以及太極拳與呼吸法全部併用，才能清除癌症。除此之外，我也能想到好幾種組合。

但是，除了A先生的例子以外，我透過多數的臨床體驗，能夠確信而肯定的是：納入以調和道呼吸法及太極拳為首的中國醫學，才使癌症於治療上有明顯的效果。

我本身長年從事於西洋醫學，尤其是食道癌的研究與治療，因此對今日醫療上，西洋醫學所成就的功績沒有一絲絲懷疑，而賦予完全的信賴。但是，雖然如此，對於西洋醫學在今日醫療上的界限，身為一個醫師的我，有好幾次都感到懷恨，有時會抱著空虛的想法，這也是事實。

這樣的我遇見中國醫學，是距今十五年前左右的事。詳情在後面的章節敍述，但在今日西洋醫學已達到的水準上，加入中國醫學的精粹，則治療方面不就可以見到明朗的曙光了。在這樣的假設之下，我創立了現在的醫院，向許多患者實施這樣的療法。

其結果可說是，納入以呼吸法為代表的中國醫學，比起單獨用西洋醫學的療法，有了明顯的效果。

雖然如此，實際上如A先生的情形，癌會消失不見，是極為稀有的例子。多數的情形是：癌並沒有擴大，而本人照樣與癌症共存；或者本來認為還能活一年，卻活了三年以上；即使手術後被認為復發率高的患者，也不再發作……等個案較為普遍。

但是，即使如此，對於受癌症所苦的患者及其家人而言，是相當了不起了。

無法提出根據的中國醫學效果

如果我這麼一說，一定受到下面的質疑：

「那麼，有多少比例可以存活下去？一百個當中，有多少人治好了？」

「被西醫判定為沒有治癒希望的人當中，有幾成左右的人回歸社會？」

「這個人如果不實行呼吸法，多久就會死亡呢？」

我非常瞭解提出疑問的人。但這些都是不可能回答的問題。雖然如此，在我的醫院裡，也是儘可能用西醫治療，再按照各人不同的症狀，或其本人的希望，處方不同的中藥。但不能說這個人被治癒或延長生命，從這裡到這裡，是受惠於西醫；從那裡到那裡，則受惠於中醫。

另外，即使被認為延長了性命，但原本剩餘的壽命是根據醫師的判斷來預測，因此比起實際的狀況，便毫無意義了。

以再次復發的情形而言，在當事人不採納中國醫學時，實際上究竟是否再復發，是無法確定的。如使用老鼠來做實驗，就很難用數字資料規規矩矩地顯現出來。

因此，我所說的「治療效果」，是代表拿我長年身為西醫醫師所擁有的經驗來做一比較。

但是，可以用如下來說明：

西洋醫學在各個臟器的研究、分析上，已經到達所能達到的境界。這是相當了不起的。

相形之下，中國醫學一開始就以整個身體為範疇來加以思索。對於各種疾病和症狀，它與其去治療其發症的患部，而是找出引發的原因，以視為整個身體的問題。

尤其中醫認為：即使人本來只有一點疾病，卻具有復原的能力，而醫療是用來幫助他增進這種自然治癒力的，這是中國醫學的特徵。

總而言之，進行的方向完全相反。對於西洋醫學將人體視為部分的綜合體而言，中國醫學則首先先有整體，再將部分視為其次。

因此，討論何者較優，何者較劣，則毫無意義。

在日本，過去一提到中醫，多數人會把它當做是民間療法；尤其在西洋醫學發達的地方，很少有人會積極採納。但到了最近，其效果備受注目，是相當可喜之事。

為什麼調和道極致的呼吸法

我自學生時代開始，就對「八光流」的柔術產生興趣。這是藉由壓迫對方身體的穴道，給予激痛，似奪取自由的武術。當然，對方並不會將自己身體的穴道自動送到我們面前，並對我們說「呀！請出招！」因此必需要觀察形勢，或計算時間，以襲取穴道。

武術皆是如此，基本上要能起作用，即呼吸是十分重要的。曾經有這樣的體驗，使我對呼吸產生了興趣。有一機緣，我加入當時由村木弘昌老師任會長稱為「調和道協會」的丹田呼吸法團體中。當時，根本沒想到我自己日後會擔任調和道第三任會長。

之後，當我本身發覺到西洋醫學的界限，開始納入中國醫學的治療時，才發覺「呼吸法是中醫方面的一種氣功，是很基本的」。

因此，在我的醫院裡便大力地實踐呼吸法，也將調和道納入其中之一來講習。不管得了什麼病，對於住院或門診的病患，因為有個別差異，因此配合病症的處方箋及日程表也有不同。所以對任何一位患者而言，並不是把調和道呼吸法視為最高且唯一的療法。但是，所有的基礎則是呼吸法。

雖然我談了這麼多有關癌症的話題，但以我身為外科醫師的經驗，可以斷定的是：不僅是癌症，呼吸法對所有的疾病，確實都能提高效果。癌症也不過是許多疾病當中的一種。這種說法也是因為呼吸法將整個人體掌握為一個系統，以增進人體本來具備的自然治癒力。

在許多呼吸法當中，我也將調和道丹田呼吸法視為極致的呼吸法來推薦給各位，這並不因為我是調和道協會會長的關係。其理由是，調和道呼吸法比起其他呼吸法，更具有規矩的訓練體系，即使初學者也易於學習。而且，即使是短時間的練習，只要成為日常的習慣，就能期待有確實的效果。

為提高您身體原本所具備能力之一的自然治癒力，最好的方法便是氣功。其中，日常生活裡最常見的氣功，也是呼吸法。而要瞭解呼吸法的本質，其捷徑就是調和道呼吸法。

我向各位推薦調和道呼吸法是極致的呼吸法，便是基於這個理由。

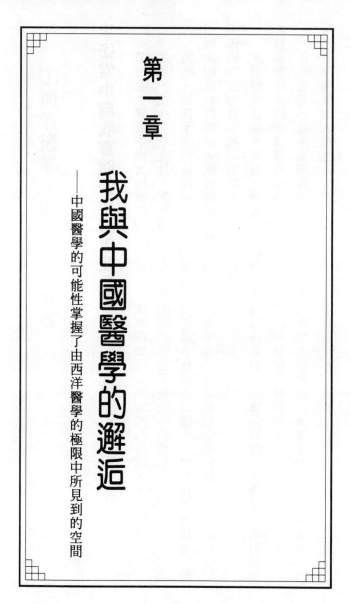

第一章

我與中國醫學的邂逅

——中國醫學的可能性掌握了由西洋醫學的極限中所見到的空間

(1)西洋醫學不能突破的藩籬

手術當中向我寒暄的中國癌症患者

第一次去參觀中國大陸醫院的手術室，我懷著既緊張又興奮的心情進入手術室。這是一九八〇年九月，我訪問於北京郊外的肺癌研究所醫院時的情形。

當時，肺部手術已經開始了。主治醫師與兩名助手皆戴著口罩，一起向我們注目著，並用眼睛向我們打招呼。痲醉醫師及外面的看護也微笑著，表示歡迎之意。想不到連正在接受手術的該位患者，都以眼睛表示歡迎的心情。

患者朝右橫躺，左胸已經大半被切開，正進行著取出一半肺部的作業。患者的嘴巴則插著食指般粗細的橡皮管並延伸到氣管，在橡皮管的一端接有痲醉器。

但，這並不是用來痲醉的。為防止剖開的胸部使大氣壓造成肺部萎縮、呼吸量減少，因此只將氧氣輸到肺部去。

接著，在右側被擺平的患者右手腕前端，插入兩支針。在三陽絡穴上插一支，外關穴上插一支。這便是針灸痲醉。進行痲醉的，就只有這兩支針而已。

三名外科醫師向我點頭招呼之後，在剖開的左胸裡便默默地進行手術。但是，患者就好像完全不知道自己的胸部被剖開一樣，不斷地眨眼睛，環顧著手術室。這是多麼不可思議的光景，以西洋醫學的知識是無法完全理解的。有關針灸痲醉的效果，在日本也成為話題，所以雖然已經聽說過，但親眼目睹則是頭一遭，真是吃驚不少。

有時候，患者可能多少會感到疼痛，而皺著眉頭。痲醉醫師則一直不斷地注視著患者的表情，將兩支針的頂尖處稍做振動。於是，疼痛大概地就消失了吧？患者的表情鬆弛下來。

手術的技巧也的確高明，在我受針灸痲醉大吃一驚之際，忽然間手術大功告成。

外科醫師一鬆手，痲醉醫師便將橫躺的患者改為仰臥，拔掉橡皮管與痲醉器的接口，並從嘴巴將插入氣管的橡皮管拔掉。取下了橡皮管後，患者露出終於大功告成的表情，將積在口中的唾液吐出來。

護士扶著患者的上半身，讓他坐到手術台上，於是患者便自己移到隔壁的搬運車上。然後，把臉朝向我們微笑，舉起右手來打招呼，真是令我們感動。

之後，我們在類似手術房大樓的醫師休息室裡，聽取所長辛育令教授就有關這樣的設施下治療肺癌的現況說明。辛育令教授是以肺癌手術的權威而聞名，同時在中醫學上的造詣也深，在針灸麻醉的推行方面，也是有名的專家。

氣功讓癌縮小

中國大陸外科水準遠超過我的想像，但我最關心的是現在所見到的針灸麻醉。因為效果正如所見，因此沒有什麼好懷疑的。但那樣的情形是否在任何時刻對任何人都有效呢？則盤旋在我的腦中。因此，我一開口就先提出這樣的問題。

據說針灸麻醉也不是任何時刻對任何人都有效的。有時候，也會不起作用。在初期就全然無效的人，或初期似乎有效，途中卻無效了⋯⋯這些人就必須要靜脈注射西醫的麻醉劑。這種效果較差的例子並不少，為了多少提高效果，預定要做針灸麻醉的人，在手術前的二、三個禮拜，必須要接受氣功指導。

氣功究竟是什麼呢？我不假思索地問了。在一九八〇年，當時我對氣功幾乎沒有概念。就如序章所提到的，當時我正接觸八光流柔術及調和道丹田呼吸法，就在那個時候我還只是把它們當做醫療體術而已，根本沒把它和氣功連想在一起。

當時我對醫療體術抱持著興趣，想靠著自己活動身體，不斷找尋對預防及治療疾病有效的方法。因此，當然也看了有關氣功方面的書籍。

但是，只靠書籍便要瞭解氣功是很困難的。只知道名詞，卻全然不理解內容也是自然而然的事了。

辛教授說：所謂氣功是中國自古以來所傳下的養生法之一，就好比呼吸法一樣。每天練習呼吸法可鬆弛身心，調和五臟六腑，因為讓所謂「氣」的流動活躍起來，所以針灸痲醉也較容易生效。

況且，在肺癌的手術過後，為了防止復發，也使用氣功。接著他說：「還有這樣的例子呢！」便立起身來，走到隔壁房間，帶回了幾張X光照片。

首先，他將其中的一張掛在X光片觀察箱上。

「這裡有肺癌，在左上葉，大小有直徑八公分左右吧！當時為了要切除而動手術，但因為癌症蔓延到支氣管和大動脈，因此不做切除，而把胸部縫合了。」

在日本，這種情況下，在一星期或十天後手術的疤痕癒合了，便注射抗癌劑或放射線治療。但當時在中國大陸，抗癌劑及放射線並不像日本一般普遍。所以，如果都不採取任何手段的話，還有兩個月左右可活。因此患者便在即使無效，也沒有多大妨礙的情況下，開始做氣功。

「但是結果如何呢？這是兩年後的X光照片。癌雖沒有消失，但一點兒也沒有增大。反而感覺到小了一圈。現在，這位患者每天仍努力做氣功。」

真不了起啊！我心裡想著。我認為這個人本來的確只有兩個月的性命，卻活了兩年。即使用西洋醫學的放射線治療及抗癌劑，大概也只能延長兩個多月，但兩年是辦不到的。

我一直凝視著這張X光照片，想著氣功正是中國醫學的王牌。便下定決心在回到日本以後，要立刻將氣功納入癌症治療當中。

於是，應我的要求，手術房的一名職員解說了好幾種氣功，並表演一種功法給我們看。我沒問那是什麼功法，也全不記得是怎麼做的了。因為那是我第一次見到氣功，完全沒有一點兒概念！

但是，依稀記得的是：在觀賞氣功之時，我心想：「咦！這不正是呼吸法嗎？」

我在醫局時代日夜研究食道癌

我擔任東大分院外科（現在第三外科）的醫局員，是一九六二年的事。當時會選擇外科，是因為認為除了知識以外想培養些技術。但當時東大有第一外科、第二外科、分院外科等三種外科，一定要選擇其中的一種。但是，我卻不假思索地選擇分院外科。

一提起東大第一外科、第二外科，可謂具有日本醫學歷史的古老傳統，教授全是有名的人材，的確是個相當耀眼的單位。但我生來就排斥耀眼的東西，便毫不猶豫地選擇了冷門的分院外科。

入局後第一年被分發到病房，在學長的指導下，接受新鮮人的教育。每天從早到晚地接受嚴格訓練。如今回想起來，雖然很辛苦，但總覺得充滿希望。

我所謂的醫學是過去在大學裡所培養，而現在，則是指這所醫局當中的西洋醫學，此點無庸置疑。我認為一般人也是以那樣的眼光看待我們。因為我相信西洋醫學有光明的未來，也受到周圍殷切的期盼而工作，所以不管有多忙，或半夜被人吵醒，仍是個充實的時期。

第二年，為了要研修，而到市區的醫院出差。究竟要分配到哪家醫院，是由醫局長自己決定的。我被分到靜岡縣的共立蒲原綜合醫院。在市區醫院裡，我學習到大學醫院中無法體驗的現場醫療。一般所謂盲腸的急性闌尾炎等，在大學醫院裡一年不過只有兩、三個病患，但這裡一年則有一百多位。

第三年我回到醫局，接著由教授授與研究的課題。一般正常的軌道是按照題目來研究，寫論文，以三、四年時間獲取學位。

我被指定要參加食道癌的研究小組，或手術後代謝的研究小組。於是便毫不猶豫地選擇了食道癌的研究小組，只因為我一直想研究癌症。當時，分院外科的食道癌研究小組，主要在研究「人工食道」。

指向人工食道的實用化

所謂人工食道是利用人造的代用食道。由於手術將食道切除後沒有辦法直接攝取食物，所以在該處嵌入代用食道，以攝取食物。

只要長期間置於體內而不會變質，材質是塑膠或什麼都可以。既然如此，可能要費點心思在材質上，但問題卻在其連接處上。

將食道癌前後共約十公分左右的食道做切除時，便產生十公分的欠缺處。在該處嵌入塑膠筒，上面連接殘存的食道，下面也相同。

就像連接胃和小腸一般，其連接處如果能在一星期左右便牢牢地癒合即佳，但要連接生物與非生物，卻完全無法辦得到。

而且，通過其中的唾液及食物有很多細菌。如果食物由連接處掉出來，會引發該處感染。因為感染又長膿，會使連接處裂開，便無法進食了。

所以，人工食道的研究，便是在研究該處的連接。它是研究使用什麼材質，什麼樣的形式，如何連接。

如果這項研究能成功而使用到實際的手術上面，對食道癌的治療的確是很大福音。但原因就在於：食道癌的手術方面，要切除食道並不是那麼困難，但切除食道以後的重建，則相當棘手，其伴隨而來的併發症是頗爲麻煩的問題。

一旦不能使用人工物，就非得要拿腹部的東西來取代食道。那便是胃或者大腸。但是它們卻不能被拉上來利用。本來是存在於腹中的器官，要拿到胸腔來，同時還要留意不能傷到胃部的血管，因此在技術上也有困難。

另外，就算處理得相當好，連接部位的血液循環也可能惡化而腐爛；即使不如此，連接部位也會裂開。

因為上述理由，在我剛升為外科醫師時，食道癌的手術成績相當差。為了改善這種惡劣的成績，在臨床上以食道癌為課題，也是值得研究的。

在人工食道的研究方面，我自負東大分院外科的工作達到世界一流水準。其證據便是：在我們理出人工食道不能應用在臨床上的結論時，全世界的人工食道研究，便立刻成了冷門。考慮了所有的可能性，反覆了無數動物實驗的結果，結論是：在消化管方面，要連接生物與非生物是不可能的。

就任都立駒込醫院的外科主任

在我取得學位，擔任兩年的醫局長後，便擔任東京都新成立的防癌中心——都立駒込醫院的外科院長。

都立駒込醫院在當時是誇耀為東亞第一設備的醫院，僅僅外科醫師就擁有二十位，是絕不亞於大學醫院的高尖端醫療院所。

在這裡，我也是食道癌的小組成員。當時，食道癌手術尚未列入大型手術之列，手術後也顯少有併發症。即使如此，手術後的管理也並不算容易。在手術完後，都要住到加護病房裡。

我服務於都立駒込醫院，是在一九七六年至一九八二年間的七年。這段時期可謂癌症治療迅速進步的時期。

舉凡中心靜脈營養法，超音波檢查，電腦斷層掃描（ＣＴ），加護病房、新的人工呼吸器、電腦放射線療法，新高效抗癌劑等不勝枚舉。

在這種醫學進步的日新月異當中，我是非常活躍的外科醫生，意氣軒昂地工作著。

從無法成長的五年存活率所見的西洋醫學界限

在這種情形之下，我的心裡究竟是什麼時候開始蒙上陰影，已不十分清楚了。這種陰影便是儘管醫學這麼進步，癌症的治療成績卻無法相對提高。

也有很多人只用手術就能治好。但另一方面，再度復發的人也一直未見減少。如果食道癌的範圍並不是很大，完全切除後，患者就會如釋重擔地以為暫時應該不會再患。在手術後三個月左右，頸部的淋巴腺再度腫大，又發現轉移到肝臟……這種再發的例子屢見不鮮，使我再也無法意氣軒昂了。

於是，我希望瞭解一下這種陰影是否單純，乃由我的情緒所致的。比較癌症的治療成績時，經常會提出五年存活率，在實施某種治療，例如手術時，其中生存五年的比率，便是五年存活率。

換言之，一百個人進行胃癌手術，其中四十個人五年後仍存活時，五年存活率即為四〇%。的確，高比率正代表治療成績良好。

我回顧了一下 ANNUALS OF SURGERY（外科學年鑑）這本世界最權威的美國醫學雜誌，接著，選出過去十六年當中刊登在這本雜誌上有關大腸癌的論文，提及五年生存率的文章。如表—①。

全患者是指在醫院中接受治療的所有大腸癌患者，包括曾動過手術和未曾動過手術的人在內。

根治手術是指可以期待根治性的手術，簡單而言，是將肉眼可見的東西全部切除。或者

表一①　大腸癌、直腸癌患者的五年存活率

報告者		全患者的五年活存率	手術後患者的五年存活率	動了根治手術患者的五年存活率
1966年	C.E.佛洛依德	26%	—	43%
1967年	M.加蘭特	43.5%	—	58.7%
1967年	R.B.湯伯爾	46.89%	—	57.84%
1969年	C.K.馬克歐里	29.8%	—	—
1970年	R.富蘭克林	—	40.2%	—
1970年	漢斯艾利克・珍西	41%	—	—
1971年	G.E.布拉克	—	56.6%	—
1976年	B.B波曼	—	30~40%	—
1976年	S.M.威爾遜	—	—	72%
1978年	J.T.艾比斯	36.0%	—	—
1980年	艾利克菲爾	—	60%	76%
1982年	J.W.李-IV	—	43.7%	67%

（摘自「外科學年鑑」）

，是指認定癌症沒有殘存下來。

我認為見了此表，就不需要其他的說明了。在過去的十六年當中，全患者及動過手術的患者，一點都沒有提高五年存活率。

只有根治手術群稍有提高。倘若沒有這樣，則是令人無法消受的。但是，一考慮到根治手術的概念產生變化時，要完完全全地相信，則是相當危險的。

在這十六年間，醫學並沒有停止進步，正是日新月異。但代表其結果的治療成績為什麽沒有一路上升？這實在是不可思議的事。

但是令人注意到的一點是：這些統

表一② 某醫療機構中大腸癌、直腸癌患者的

五年存活率的變遷

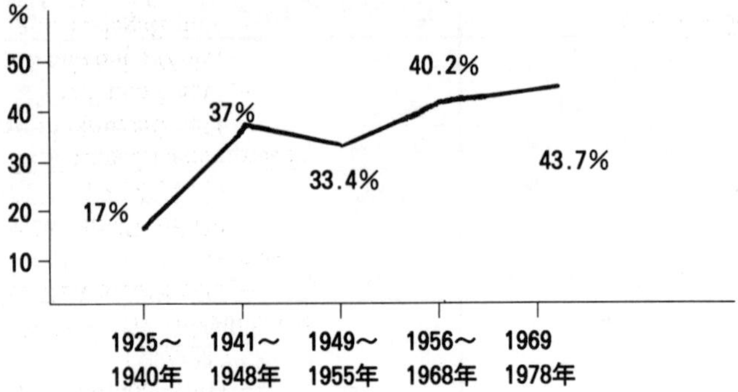

（由李先生報告。
根據1982年，『外科學年鑑』VOL.195.NO5製作）

計並不是按著一定的基準算出的。即使是全患者，望文生義是指所有的患者；在某些醫院可能只有輕症患者，某些醫院只有重症患者。雖然皆是手術患者，但手術程度有輕有重，情況各不相同。

於是，我找到一篇討論某家醫院五年生存率的論文。在田納西州納休必醫院的李先生，報告了某家醫院五十年之間的歷史。如表—②。

看了表②以後，可以瞭解最後十年的成績最好。但是，比起前十年則幾乎沒有差異。在統計學上大概沒有差異吧！報告者也強調：最後十年與前十年完全看不出有提高。

我內心的陰影依舊不是來自於我的情緒。治療成績的確沒有提高。

我思考這是什麼緣故呢？雖然醫學的進步的確是令人刮目相看、十分了不起，但是卻一點都沒有反映在癌症的治療上，這是為什麼呢？我感到困擾。

接著我便想到：那不正是西洋醫學方面有結構上的界限嗎？亦即在我們人體當中，有西洋醫學無法解決，無法觸及的部分。

如果這一點成立的話，在西洋醫學的領域無法觸及的部分，即使西洋醫學再怎麼進步，也沒有辦法蒙受其恩惠。因此，如果癌症西醫領域無法觸及的部分也有關連的話，則治療成績無法提高也是理所當然的了。

見樹的西洋醫學，見林的中國醫學

那麼，西洋醫學的界限是什麼呢？為了探尋其界限，我仔細思考了西洋醫學。

西洋醫學不厭其煩地層層分析人體。由臟器到組織，由組織到細胞、由細胞至遺傳因子，其研究對象無限地縮小。

越是仔細地分析，越發現出新的事物。因此，用這種方法來解開生命之謎，是絕對沒錯的。但是，如果將如此所瞭解的各部分，人體乃至各臟器的知識匯集起來，就能完全瞭解整個人體了嗎?實際上則並非如此。

這種方法遺漏了存在於各臟器之間、眼睛所無法見到的關係。在臟器與臟器之間的關係雖然無法看得到，在解開生命之謎上，卻是極為重要的。

例如，這裡有一座森林。為了瞭解森林的健康狀況，西洋醫學詳細地研究每一棵構成森林的樹木。它進入森林，站在一棵樹前不斷地凝視，再使用放大鏡仔細觀察。接著，用手觸摸看看。然後，測量溫度及硬度。這樣仍嫌不足，再使用顯微鏡或超音波。以這樣的方式來觀察一棵樹木，實在沒有比西洋醫學更先進的方式了。

以這種方式來觀察構成森林的所有樹木。因為所有的樹木都健康，因此而斷定該座森林是健康的，這樣就的確真的很好了嗎?似乎有些不對勁。

其原因是:因為森林並不僅僅由樹木所構成。森林裡除了樹木以外，還有很多東西。也有落葉及青苔，小蟲及小鳥。這些東西成為一體，形成所謂森林的空間性質。

當空間具有某些性質時，就稱為「場」。即電場、磁場的「場」。

因此，在森林是樹木之集合體的同時，它也是一個「場」。為了測試森林的健康狀況，除了將樹木一棵棵地詳加觀察，將整個森林視為一個「場」也同樣地重要。

將樹木一棵棵地觀察是西洋醫學，把整個森林視為一個場則是東方醫學。為了治癒癌症，西洋醫學把樹木一棵棵地詳細觀察，致力於更為正確地觀察。於是，也獲得了實績。但是，它卻沒有把整個森林視為一個「場」來看。這便是一向有輝煌實績的西洋醫學之弱點。西洋醫學所達不到的領域正在於此。

對中西醫結合的期待

我在此確信：將西洋醫學與東方醫學合併進行，必然會使癌症的治療成績提高。因為任何一種醫學都無法臻於極至，所以大概無法讓1加1等於2，但我認為大概可以立刻讓1加1等於1.2左右。至少，不會使1加1等於1。

即使是東方醫學，也涵蓋了印度、西藏、蒙古、中國大陸（漢族）、朝鮮、東南亞等，範圍甚廣。於是便採用最親近日本的中國醫學。一般是中國漢族所發展的醫學，稱為中醫學，而採取中醫。

但是，卻不清楚要由何處、如何來著手。於是，我打算要親眼特別去看看道地的中國是如何呢？因此，便於一九八〇年到中國大陸去視察旅行。當時眼睛所見的，便是本章開頭介紹的癌症手術情形。

(2)由中西醫結合的實踐現場開始

我的醫院中現在所進行的治療

我的醫院位於埼玉縣川越的郊外，JR埼京線南古谷站附近。病床有一〇四位，大致是個中小規模的醫院。醫療設施也配合醫院的規模，乍看是個極為普通的醫院，並沒有特別引人注意的地方。從手術到所謂現代醫學，皆在一般水準。

比起其他醫院稍微不同之處，大概是它納入中醫學、實行中西醫結合的治療；並加入心理治療，以綜合性醫療為目標吧！

綜合（Holistic）是以希臘語中，代表全體意義的 Holos 為語源，而來的單字。因為不易翻成日文，而直接加以延用。它並不是將人體視為部分的集合，而是視人體為一體。

因此，雖然是中小型醫院，癌症患者所占的比率也高，卻有來自全國的病患，這可能是與一般醫院稍有不同之處。

在此，我將就我醫院中現在所進行的中醫學診療，做一介紹。它並非一開始就是如此的規模，今後也可能會有變動。因此無論如何，我談的是現在的情形：

①**中藥**　可以整天進食的癌症患者，就讓他們全部飲用中藥。這裡齊備了適用於健保的所有科學中藥。用來煎煮的生藥，大約有二百種吧！至於要使用科學中藥或生藥，始終是按照中醫學的診斷。

例如：如果認為某患者最適用十全大補湯，便給他科學中藥的十全大補湯。但如果十全大補湯大致還可以，但進一步還想加些其他的東西時，就使用煎藥。

當「想加些其他藥味」時的情形逐漸越來越多時，煎藥的需求也就越來越高了。

不只是住院患者需要煎藥的處方，連門診患者也有不少，因此負責煎藥的藥局工作量也相當驚人。我醫院當中的職員，在院裡工作到最晚的，便是藥局的同仁。

②**針灸**　是由兩位針灸師負責，但是這方面患者希望接受針灸的人多，實在不敷應付。不得已而採枇杷葉溫灸。

這是將枇杷葉敷在皮膚上，再把棒狀的灸放上去，除了有灸及指壓的效果之外，枇杷葉中的扁桃柑成分受熱蒸發，會由皮膚進入體內，產生抗癌的效果，可謂一石三鳥之計。

由於太熱的話可拿開，即使外行人來做也沒有危險，因此就讓病患自己或其家人來做。家人全心全意地幫忙，可以讓他們與病患的情感交流更深，產生更良好的心理效果。

比起中藥、針和灸對癌症的治療效果尚不明確。但從鎮痛到減輕症狀，是有其效果的。在癌症綜合性的治療當中，針和灸所占的功效絕不少。

③食物養生 早餐是漢方粥。把薏仁、小豆、綠豆、山芋、蓮藕、百合根、枸杞、木耳等每日更替地加入稀飯當中。午、晚餐是糙米飯。一天飲用一次新鮮的綠黃色蔬菜汁。

醫院能做的僅止於此。不但有所謂基準供食的法律，又受限於材料費，最重要的是營養課的人員有限，因此很難達到理想。

理想上來講，食物養生並非是適合於所有人的食品，而是因人而異。所以按照醫院的方式，全部吃同樣的食品，有這些界限也是不得已的。

於是，醫院至此便指導每位患者適合於其個人的養生食品。患者可根據其指導，在自己家裡進行食物養生即可。

④氣功 如表③，從週一至週六，在院內道場實施一日三～四次的課目。功法有太極拳

、放鬆功、保健功、智能力、宮廷二十一式呼吸進行法、調和道丹田呼吸法、八段錦、郭林新氣功等八種。

患者可自由參加各種功法。剛住院時，有很多人會全部參加，但是應該要按照自己的眼睛、或身體來判斷，才決定要練哪種功法。有的人只全心練習一種功法，有的人練很多種，有的在途中改變路線等……有各種方式。自己無法判斷的人，也有不少會來找我商量決定。

另外，在這段時間以外，也有許多人自動自發地做。例如，一大早做郭林新氣功至大汗淋漓以後，七點四十分再參加小組的人。因為某種理由而無法來道場的人，指導員便會親自到床邊去教導他們只要動手指的「少林一指禪搭指通經功」。

罹患肝癌的B女士的一天

介紹過了我醫院中所進行的中醫學，但實際上患者是過著怎樣的生活呢？現在讓我們來看看某位住院患者的一天。

B女士，五十五歲女性，因為乳癌轉移肝臟，於一九九三年十月底住院，因為只有在肝臟生出幾個癌症的小點，因此也沒有黃疸，自己感到稍微有點腹脹，本人還蠻有精神的。

表一③ 『院內氣功教室』日程表 （帶津三敬病院）

時間／星期	AM 7:40–8:20	PM 12:40–1:00	2:00–3:00	3:00–4:00	4:00–5:00	6:00–7:00
一	太極拳	太極拳		氣功、放鬆功、保健功		
二	智能功	太極拳	宮廷二十一式、呼吸健康法			呼吸法
三	太極拳	太極拳			太極拳、八段錦、丹田呼吸法	
四	太極拳	智能功			郭林新氣功	專為職員開設的氣功教室
五	太極拳	太極拳		智能功		太極拳
六	智能功	智能功			太極拳、八段錦	

（1994年1月）

但是，當乳癌再度轉移到肝臟時，已進行到相當程度，因此的確是很嚴重的情形。她是由岩手縣千里迢迢地來到我這兒，她的兒子是一名在自家附近開業的醫生。住院時兒子陪著她一起來，並私下來向我招呼。而且，她的兒子道出自己雖然瞭解病情，先前也嘗試了許多西洋醫學的治療，因此，這一次是打算試試看綜合性治療。即使如此，坦白說，他擔心母親的身體是否能撐過年底。

無論結果會如何，但因為有許多先前尚未嘗試過的治療法，因此想要努力試試看。她時常鼓勵兒子，說不定會因此找出一條生路。

在病情上，患者本人已充分瞭解，大概是兒子早已事先把各種情形告訴她了。她馬上就習慣了我的醫院，並十分熱衷於治療。一點也沒有悲觀，實際上她相當樂觀。

早上五點半她悄悄地起了床，換上運動服，提了運動鞋，打開職員通用入口的鎖外出。這時天尚未亮，冷風迎面刺骨。

在醫院前面的庭院做過預備功以後，就開始步行。當然，這並不只是步行。她是一邊做郭林新氣功的風呼吸自然功的呼吸法，一邊步行，因為每天早上都做，已經練得相當純熟了。她在田間小徑邁步前進，中途迎接日出，接著步向富士山。然後在六點十五分左右回到醫院。

在床上擦過汗，再換上運動服，洗洗臉，上個廁所，或看看報紙，這成了每日的功課。七點半領取早餐置於枕邊後，直接走到院內的道場。和大約二十位同伴一起做八段錦中的一段錦、三段錦、四段錦、三元式站樁功、太極拳之後，再回到病床上。

吃過早餐以後，一打點滴就自然睡著了。過了十點，由於院長視察病房，可能打斷了香甜的睡眠。十一點半，午餐也送來了。於是立刻用餐，稍微翻一下雜誌，然後在十二點四十分到達道場做智能功。完了不久，便是概念療法的時間。

這一天，概念療法是在另一個道場，從一點半進行到三點為止。由十位左右的患者編成一組來進行放鬆功及概念療法。

概念療法一結束，直接到達另一個新道場，接著是郭林新氣功。通車來的患者也不少，因此使道場顯得狹小。郭林新氣功班結束於四點半，五點用晚餐。

晚餐以前，慢慢品嚐一下中藥，即使很苦，也逐漸變得不那麼苦了。反而要邊喝邊想像它已經滲透到肝臟的疾患部位。

每餐吃糙米飯也已經習慣了。偶爾會有患者在吃一段時間的糙米飯後，便感到厭煩，而改為普通的米飯。但是，B女士卻不會感到厭煩。她偶爾到都內的親戚那邊走走也很不錯。

吃過晚餐，稍事休息之後，提著放有成組的枇杷葉及棒灸、和紙、燭台、蠟燭等的小箱子，前往古老的道場。道場中也會有幾位他處來的患者，他們多半會坐在固定的位置。

B女士也經常坐在牆角，打開用具組，以蠟燭點火，便開始做枇杷灸。在枇杷灸的穴道也劃清楚之後，便照著往常的順序來進行。又能一邊和其他患者閒聊，實在是很愉快的一段時間。因為有人早到，有人晚到，所以最後一位在九點熄燈時回到寢室一點兒都不稀奇。

醫院的作息是超乎想像的忙碌。同時在積極且愉快當中，B女士的病情的確好轉了起來。代表腫瘤活動狀態的腫瘤疤，也一點一點地減少，據說身體的情形也好轉了起來。

以超音波檢查來看，肝癌並不消失。雖然肝癌的存在是個事實，但一點兒也沒有變大。在住院以前，每次檢查都不斷增大，如今能阻止它變大，算是一項驚人的效果。

這時，非但已是過了年，連櫻花都盛開了。

與癌症共存

B女士的情形與序章中所介紹的A先生不同，她的腫癌並沒有消失，今後恐怕也不會消失了。但是，只要一看到她現在的樣子，便能瞭解她成功地與癌症共存。

過去在西洋醫學的治療上，要對應無法切除的癌症，是利用放射線來治療，或服用抗癌劑。自始至終，患者只是接受被動的治療。於是，可能要增加不得不臥於病榻的時間。連患者的求生希望，都一點一滴地受到挫折。

請回想一下B女士採取中醫治療的一日行程。那不單是住院生活，而是自得其樂於氣功或某個道場。是積極地與疾病抗爭，一點兒都不被動。是無暇溫暖病榻的每一天。

因為生病而住院成為一個病人，就代表那段時間當中，是過著與世隔絕的生活。當然，就無法過正常的生活了。因為是住在醫院，所以無法到某些地方遊玩解悶，或上館子。但是僅僅接受治療，而不自動與疾病搏鬥的生活，就不算是正常生活。

因為染上疾病，而認為這段期間就是生命過程中的「一段休息」，是不對的。生命的時間絕不會靜止，而是不斷地流動。即使你現在生病了，也不能夠忘記現在的這一段時間是你人生中重要的一部分。這對於我們從事醫療工作的人也一樣。患者現在也正在渡過花開一度的人生。

無論任何人都必須要邁向死亡，一刻也不得暫息。

第二章

何謂「呼吸法」

——東方醫學所指出的極致目標為何？

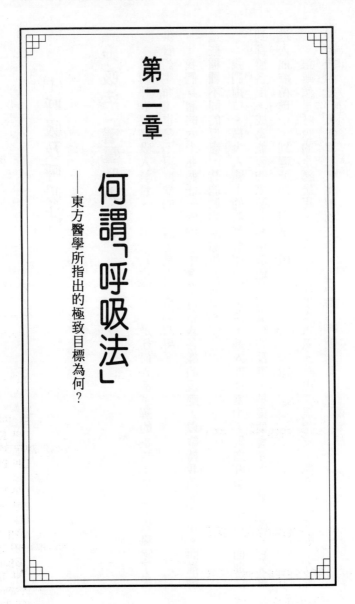

(1)呼吸及呼吸法

「呼吸法」著重吐氣

所謂呼吸就是吸入氧氣、吐出二氧化碳，這是任何人都了解的事情。於是，氧氣除了提供我們生命，也是不可或缺的，這更是人盡皆知的事。

我們身體的六十兆個任一細胞當中會進行各式各樣的反應，以維持我們的生命。而推動這些種種不同的反應，其能源的來源便是氧氣。

我們由口、鼻吸入肺中的氧氣會穿過肺胞壁，進入血液當中，與血紅蛋白結合，而運送到身體各部，成為能源的來源。利用這能源所進行的反應，結果便會產生二氧化碳。它又會進入血液循環中，到達肺部，而排出體外。

這雖然是呼吸的全部過程，但是由肺部吸入氧氣、吐出二氧化碳，便稱為外呼吸；在身體組織中進行氧氣與二氧化碳的交換，也稱為內呼吸。

無論任何人都是無意識地在進行呼吸，因此我們通常不會意識到呼吸而生活著。所以，這種普通的呼吸，我們不會特別加上「法」字，稱之為呼吸法。

這麼一來，加上「法」字的呼吸法與一般的呼吸，似乎有些不同！

各位應該了解呼吸法是健康的方法之一，或打坐時呼吸法很重要等。這種「健康法」因為是維持健康的方法，此時便將之視為「呼吸健康法」的話，便很容易區別。換言之，是利用呼吸便能尋求健康。這時，因為呼吸是以謀求健康的目的而進行著，所以，是有意識地進行。於此，便已經與無意識地進行的生理呼吸有所不同。

打坐又如何呢？說不定可稱之為呼吸修養法。換句話說，為了利用打坐來達到開悟的境地，呼吸的方法也更加重要了。

如此一來，具有某種目的意識，有意識地進行呼吸的方法便稱爲呼吸法。那麼，在呼吸的方法上下功夫，便能獲得健康、達到開悟的境地，這是為什麼呢？

當然這件事在經驗上是誰都了解的。例如：感到疲勞時，放鬆全身、做深呼吸，總會緩和疲勞，這是我們常常體驗的事。在上舞臺前，入學考試前，為了消除緊張所作的深呼吸，是很有效的，這也是人人皆知的事實。

那麼，請在這裡好好回想一下。在上舞台前及考試前的呼吸，大概只是深呼吸而已吧!?絕對沒有把注意力放在吐氣上吧!?

這就是呼吸和呼吸法的第二個不同點。也就是普通呼吸是沒有意識的，所以無論吸氣或吐氣都沒有特別加以注意。但即使如此，如果把呼吸的角色認為是吸入氧氣以製造能源的話，無論如何把重點放在吸氣上也是很自然的。

但是，呼吸法反而著重吐氣。

吐氣會刺激副交感神經

為了理解其中不同的差異，讓我們稍微從現代醫學這一方面來思考吸氣和吐氣！我們活著的時候，重要的神經一定區分為中樞神經與末梢神經。顧名思義，中樞神經是造成神經中樞的部分，與腦及脊髓有關連。

另一方面，末梢神經則是關聯到腦與脊髓、及全身各部位的部分。

在末梢神經中，關係到內臟、血管、心肌等的，稱為自律神經。

指的就是通常稱「自律神經失調症」的自律神經。換句話說，這種神經的作用雖然沒有產生特別的疾病，但是沒有好好運作時，會產生頭痛、頭暈、肩膀酸痛、胃部不適、下痢等症狀，就稱為自律神經失調症。

自律神經有兩種，它們具有相反的機能，且保持平衡、以調節內臟的正常作用。這兩種便是交感神經與副交感神經。交感神經可提高，並興奮各內臟的功能。副交感神經則降低，並鎮靜內臟功能。因此，這兩種神經依照相反的作用，來調節各內臟功能，以確保整體的協調。

自律神經與呼吸有極大的關係。那便是吸氣時，交感神經產生作用；而吐氣時，副交感神經產生作用的關係。

考試前確實做好吐氣，似乎能去除肩膀的壓力而冷靜下來，這便是副交感神經的作用蓋過交感神經的作用，使內臟各器官趨於鎮定，而獲得整體輕鬆的狀態所致。

現代幾乎是個壓力型社會，我們在日常生活中便充滿了緊張。這種種不同的壓力，會使我們的交感神經一直不斷地緊張。所以，交感神經與副交感神經的平衡，會以交感神經處於過度優異的形式而崩潰。

因此，每天稍微做做呼吸法，確實地吐氣以活動副交感神經，來恢復自律神經的平衡，對現代人而言極為重要。

當然，相反地有時則必須確實地吸氣，以興奮交感神經。例如：血壓下降時，深深地吐氣會導致血壓益形下降。腦貧血的狀態時，喪失一半意識的人在反覆吹氣時，多半要先大口大口地吸氣。

因此，無論吸氣或吐氣，兩者皆很重要。雖然如此，呼吸法的場合裡，則將重點置於吐氣。

比較有氧體操和瑜伽

NHK的節目「較量大賽」中，曾經比較了有氧體操和瑜伽何者對健康較有益。

有氧體操的語源是AEROBIC。所謂AEROBIC是代表在氧氣之下生存之意，故有氧體操是指不斷供應氧氣，一邊做運動之意。而譯成「有氧運動」。

在文化活動中心等處，曾見過練有氧體操的情景。配合音樂，穿著緊身衣的男女老少蹦蹦跳跳地，那便是有氧體操。這種有氧運動的特色，是以自身體力百分之七十的運動量持續數分鐘以上的全身運動。

瑜伽和有氧運動的不同點

瑜　伽		有氧運動
著重吐氣	重點	著重吸氣
放鬆身心	目的	不斷吸入氧氣
企圖調和全身	效果	強化心臟肺功能
↓		↓
呼吸法		呼　吸

從事耗費極大體力的運動時，當氧氣供應不敷使用後，便要動員無氧能源。於是，有時乳酸等老廢物會積存在肌肉中，呼吸困難，激烈時引起肌肉痙攣。如此不僅不是運動，卻反而暈倒了！

為了不致於如此，如果以體力七〇％左右的勞力來持續運動時，也不會呼吸困難，就可能持續相當長時間的運動。

於是，這的確培養了肌肉的持久力。同時對身體的另一項好處是因為持續不斷攝取氧氣，於是將氧氣攝入體內的能力便提高了。

攝入氧氣的能力提高，主要也提昇了心臟與肺的功能。

根據上述，有氧運動是靠著提昇肌力，使心臟與肺功能強化，來促進健康的。

若僅就呼吸而言，有氧運動原本的目的是不斷地攝取氧，所以吸氣當然很重要。因此，有氧運動雖然是健康法，卻不算是呼吸法。

通達東方思想奧義的呼吸法

另一方面，瑜伽又如何呢？它是印度古代相傳的宗教實踐法，目的在企圖解脫。現代也被用來做健康法而為人所接受。因為有奇妙的姿勢體態而聞名，呼吸為其重要部分。

瑜伽呼吸當然是有意識地進行，吐氣和吸氣都很重要，是不折不扣的呼吸法。因此，會使副交感神經居於優勢，身心趨於放鬆。

我在電視節目中曾擔任一名評論家，提出前頁上段的圖表。

而且，這兩種運動當然都是很不錯的健康法，但其原理則如表一般有所差異。所以，除理解其差異外，必須適當地選擇較佳。

「呼吸」的概念由是現代西洋醫學中的生理學所產生，「呼吸法」則是具備數千年歷史的印度及中國的養生醫學，所以會有一半西方，一半東方的感覺，也是理所當然。

而且，「呼吸」將重點置於「吸氣」。這便是攝取，無論如何可窺見近代西方思想的合理精神；說難聽一點，這便是貪婪的思想。

另一方面，「呼吸法」著重吐氣，因此是為捨去，關係到無為自然的老莊思想。另外，禪所謂的「無一物中無盡藏」或「本來無一物」，也提到遠離一切煩惱的境界。

在所有面臨到西洋文明死角的人當中，一接觸到老莊，便對東方思潮有極大的期許，這情形也可以從呼吸法的現代意義瞭解。

呼吸法不可能造成活性氧過度增加

曾經有一段時間傳說進行呼吸法會使體內活性氧過度增加，成為成人病的原因。關於這一點，我將談談我的看法！

首先，就如先前各位所瞭解的情形，想要敍述呼吸法的效用，必須提出氧氣，是其本身的錯誤。我的恩師——即調和道協會的前會長村木弘昌教授，也犯了這個錯誤。

但是，這類的事件若要以現代醫學的方式來瞭解呼吸法而思考村木教授的功績時，要以現代醫學之光燭照極細微而擁有數千年歷史的東方呼吸法時，卻無法一時由氧氣問題來解釋它。因此，處於村木教授的立場時，任誰都會犯同樣的錯誤。

那麼，接著再提到活性氧究竟是什麼呢？氧氣是帶有一個負離子，呈不安定狀態，而活性氧本身是極生理性的東西，一有過剩時，在我們號稱六十兆個細胞當中，便會產生各式各樣障礙，是造成癌症等各種成人病的原因，或促進老化。

因此，由於活性氧胡亂增加會造成困擾，所以我們身體當中存在著ＳＯＤ（Super-Dxide Dismatase 生理性酸素）這種酵素，以中和即將過剩的活性氧，預防其增加。

換言之，為調和身體，經由活性氧與ＳＯＤ保持著巧妙的平衡，使活性氧不致過度增加，對健康造成害處。

但是，在活性氧突然成為話題的同時，對於相信氧氣有益於身體的讀者而言，可能會造成震撼！尤其對確信呼吸法最益於健康的人們而言，可能是不小的震撼。

過去認為呼吸法對身體很好，卻也有對身體不艮的一面時，今後將如何是好呢？這些疑問也常常被提出。

這便是沒有清楚地認識呼吸與呼吸法產生的疑問。換言之，因某些情緒上的理由而增加換氣量，或進行西式體操的深呼吸，使吸氣遠超過需要量時，也不會導致活性氧一直增加。

但是，就呼吸法而言，它並不是以攝取氧氣為目的，而是謀求身心整體的調和，因此ＳＯＤ

當然也會增加，使活性氧恢復平衡。

我認為各位已經大致可以瞭解呼吸與呼吸法的不同，但若想要更為根本地理解，就不得不去理解西洋醫學的本質與東方醫學的本質了。

這兩種醫學本質上的不同，我將於後章（第五章）之中來敍述。

(2)氣功法及呼吸法

呼吸法及太極拳皆為氣功的一種

我接任調和道丹田呼吸法協會的會長，是一九九〇年八月的事。其後，一有機會我就會告訴別人我們調和道丹田呼吸法也是氣功的一種。有不少人感到意外。

的確，前會長村木老師並不曾講過那樣的話。此外，氣功這名詞普遍化而被一般人廣泛使用，也是這一、二年的事。這種說法一點也不過分。

在日本，即使在明治以後，除了調和道，還有岡田式靜坐法及二木謙三老師的腹式呼吸法等有名的呼吸法。此外，還有打坐呼吸法，及自古所流傳的神道呼吸法等各式各樣的呼吸法。

雖然我認為這種自古以來即有的呼吸法與這幾年好不容易才普及的中國氣功法相同，但會感到困惑也是必然之事。

太極拳也一樣。我就曾經被問道：太極拳和氣功究竟有什麼不一樣？

結論是：太極拳和呼吸法都是了不起的氣功。

「防範於未燃」的中國醫學三大支柱

「氣功法」這個名詞這幾年在日本雖然被迅速地推廣，但仍有不少誤解。於此簡單說明：

氣功法原稱為「導引吐納」，是中國的養生醫學之一，有三千年以上的歷史。

中國醫學大致分為「治療醫學」與「養生醫學」。

所謂治療醫學，望文生義，是治療疾病的方法。分為中藥治療及針灸治療。

所謂養生醫學，並不是罹患疾病了才會治療。按照中國的方法而言，是指防範於未然，

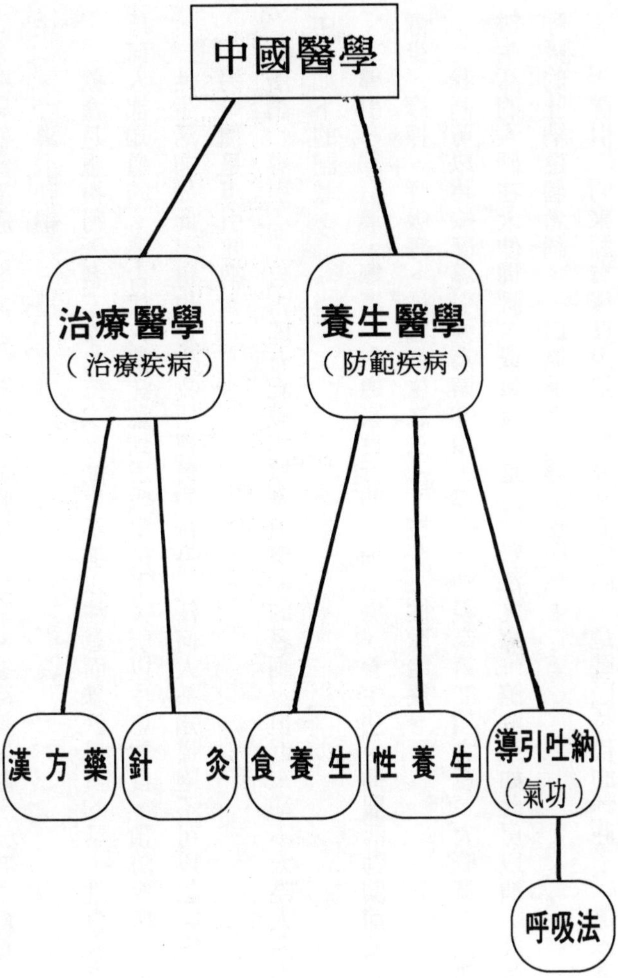

氣功是養生醫學的三大支柱之一

尚未罹病就要治療。換言之，即是所謂的預防醫學。這種養生醫學分為「食養生」、「性養生」、「導引吐納」三種。

飲食是重複每天各三次、三次，如果不加以注意而暴飲暴食的話，就會成為疾病，這是任何人都知道的。連古代人都注意到這類事情了，所以注意飲食，預防疾病就是食養生。

性生活亦如此。這也是生物所經營的行為，任何人都知道絕不可以忽視它。

另一種是導引吐納。

所謂「導引」，自古即有記載「按摩引導」的名詞，但近來卻不太為人所熟悉。廣辭苑中有如下的記載：

導引　①引導，嚮導。②道家實行的一種治療、養生法。伸展活動關節及肢體，以進行靜坐、摩擦、呼吸等。稱為長生之法。③按摩。按摩治療。

我們可以將按摩導引視為第③項，導引吐納視為第②項之意，大概是古代過著狩獵及農耕生活的人們在大伸懶腰，或彎腰、進行呼吸法之際，瞭解到如此可以消除疲勞，而將表示呼吸的吐納這個名詞，一口氣稱之為導引吐納吧！

「導引」的來源有幾種說法。但最常使用的，是戰國時代的『莊子』這本書所記載的。

『莊子』中曾載：

導氣令和，引體令柔。

換言之，即意謂著將生命的基本物質「氣」導引至體內，並調和；再晃動身體，使全身柔軟、放鬆。取頭一個字，就稱為導引了。

簡而言之，所謂導引吐納就是搖晃身體，進行深呼吸，以達到身心的輕鬆狀態，對預防及治療疾病皆有助益。但是，更進一步來看，我認為這裡早已經流傳了中國醫學中特殊的「氣」概念及經絡，呼吸法等觀念。

「氣」粒子循環於體內

中國醫學中首先便考慮到「氣」這種極細微的粒子，將之視為生命的根本物質。這種「氣」粒子遍存於宇宙當中，也存在於我們身體的六十兆個細胞當中。

更進一步，它將我們身體中的「氣」，視為以一定量在流動循環著。

所以，健康的身體是指有適當量的「氣」順利地在體內循環著，如果分量不足使流動產生停滯時，就是疾病了。

於是，便將「氣」的流動路徑視為「經絡」這種東西。我想各位一定都很清楚：經絡是結合針灸穴位的路徑。

所謂導引吐納，是利用呼吸將新鮮的「氣」吸入體內，將老舊的「氣」排出體外，經常使新鮮的「氣」，保持在一定量，且搖晃身體來整頓「經絡」，使「氣」易於流動。

多達三千流派的中國式導引吐納

因此，由中國古人單純的體驗中所產生的導引吐納，隨著時代實際上產生了許多種類。甚且，運用導引吐納來放鬆身心，是代表一種精神的修養法。因此結合了各式各樣的修養法，對增加導引吐納的種類也有所貢獻。

例如，道家老子的「虛心實腹」、或莊子「真人之氣是腳踏實地做起的」等，此為導引吐納之濫觴。

儒家當中，孔門弟子顏回的「坐忘」，指的是利用靜坐而忘記現實肉體的存在，與大自然形成一體。這也算是呼吸吐納的極致吧！

中國的佛教比道家及儒家更晚，是在後漢時代才有。但佛教的打坐等正為其典型代表。

接著，應該稱為中國民間信仰的道教，也在後漢時普及，帶來不老不死的現世利益思想。將這種不老不死的方法與導引吐納相結合，也是自然而然的趨勢。

如此一來，結合了各種各樣的思想，成為修身方法之一部分的導引吐納，也包含了醫家當中作為健康法而發展出來的部分，產生數目龐大的流派。現在，其數幾近三千種。

於是，各種方法幾乎皆由口傳方式傳承下來，因此僅有存在於各個傳統及團體當中。雖然有許多種類，卻一直並行不悖，不相妨礙。

「氣功」的誕生

但是，在中國解放、進入毛澤東時代後，許多領域起了變革當中，中醫學也產生了極大變化。在這種新生的中醫學當中，便有了將導引吐納引進為治療醫學的動向。

原來，這些雖言之為治療醫學或養生醫學，但其界限並不明確。將中藥及針灸做為預防疾病之用就有好幾種方式，甚至還將食物養生使用在疾病的治療上。

但是，將導引吐納重新編入治療醫學中時，其種類也高達三千種，不僅不易實行，且令人束手無策。例如：有高血壓時，可做○○法，××法等，將功法名稱一一列出的話，則極為不便。

因此，不再以個別的名稱來稱呼衆多的導引吐納法，而是該以某個名稱來加以統一，於是便誕生了「氣功」。

據說命名的人是活躍的北京之東，車行約五、六小時，臨渤海灣的北載河氣功康復醫院的劉貴珍先生。

所以，「氣功」這名稱本身是個新名詞，但其內涵卻擁有三千年歷史的養生醫學。

於是，劉貴珍先生所提倡的「氣功」，定義為：「以養正氣為主要目的的自我鍛鍊法」。

養正氣之三大原則

所謂「養正氣」，是指先前所述的：「維持適量的氣，順利地循環於體內經絡上之狀態。」

那麽該如何進行呢?其共通的基本原則在調心、調息、調身（氣功三要）。

換言之，留意調心、調呼吸、調整姿勢而養正氣的，便是氣功。

但是，這三者並非各自獨立，而是互相具有深切的關係，亦即想要專念於調心時，就不得不調整呼吸及調身。

打坐是用來開悟的方法，自不迨言。但是要得到真正純淨的心靈，也必須把呼吸調靜不可。此外，坐姿也必須採上虛下實（虛其上半身即為放鬆之意，實其下半身即為充滿生命力之狀態）不可。

依此來看，打坐具備了氣功三要，毫無疑問是氣功了。尤其它是屬於調心的氣功。

調和道丹田呼吸法又如何呢？它是利用盤腿坐或單盤坐，手觸腹部，一下吸氣一下吐氣。如果想要充分地放鬆，獲得良好的呼吸，但卻姿勢不良，充滿雜念就不行了。乍看之下，它似乎只要專注於調息，但本身也要順便進行調身及調心。換言之，它是把重點置於調息的氣功。

太極拳便是純粹的調身。其柔和而順暢的動作絕非一蹴可幾。我個人認為，這與個人能力並無太大關係。全憑用心練功的時間。二十年的選手無論如何都比十年的選手來得好。而三十年的選手則比二十年的要好；四十年的選手呢，就不得了了。這是我切實的感受。

若有雜念，想要做出太極拳美妙的動作，就不行。同時呼吸也要確實配合動作。它要求調息及調心，因此太極拳也被堂皇視為氣功三要。

但太極拳本來是武術，對於將它做為武術來修練的人而言便不是氣功。但是，現在的中國大陸也好、日本也好，太極拳的愛好者多半都是以養正氣為目的在練習它，因此對那些人而言，毫無疑問太極拳便是氣功了。

大詩人蘇東坡所實踐的呼吸法

那麽也許有人會質問：瑜伽呼吸法究竟又如何呢？我認為瑜伽和氣功雖然各來自印度及中國，但本質上卻是相同的。事實上，出現於中國古代的氣功，發展至今的形式為止，是受到與佛教同時傳來的瑜伽相當大的影響。

以「春宵一刻値千金」詩句而聞名的北宋詩人——蘇東坡（一〇三六～一一〇一年）重視不老不死之法，一邊修練道家的內丹術，同時也學習瑜伽術，這是一般人所熟知的。

而蘇東坡的氣功根據馬濟人教授的『中國氣功學』（監譯，淺川要，東洋學術出版社）記載：

「觀鼻尖而出入數息，綿綿不絕而不施力。數至數百則心寂然，身兀然不動，等如虛空狀態，始成禁制不煩之心地。數數千，當中數不明而綿長不絕時，即現精髓之法則，隨氣息而出、而入，在其不休止當中，便會自我一息暫止，無出亦無入。當此一息被覺察時，八萬四千毛竅即如雲霧蒸散，而諸病亦除也。」

換言之，蘇東坡的呼吸法與中國古代氣功，道家內丹術，以及印度的瑜伽術渾然合為一體，可謂是以調息為基本的氣功。

以「內觀法」治癒自己結核病的白隱禪師

基於蘇東坡的呼吸法，而編成獨特之「內觀法」的，是江戶時代稱為臨濟宗的中興祖師——名僧白隱禪師（一六八五～一七六八年）。

白隱禪師一般被稱為白隱先生而家喻戶曉，在他年輕時是個了不起的秀才。因為過分修行，罹患了「心火逆上」的禪病，猶如現今的精神衰弱症。更由於照顧他的師父過度勞累，而導致了肺結核。

當時肺結核已經算是很嚴重的疾病了。由於尚無鏈黴素及卡那黴素等特效藥，因此比起現在的癌症要可怕得多了。於是，白隱先生為了對抗病魔而出外旅行探訪名僧智識。當時，名僧一般也多兼爲名醫。

於是他後來便在京都白河山中，遇見名為白幽的仙人，傳授他「內觀法」。在閱讀白隱先生的著作『夜船閑話』的這一段時，提到白幽仙人的年齡有二百四十歲，以任何角度來看，是否真有白幽仙人正是疑問之所在。

另一方面，有關中國的養生醫學記載卻不少。特別是關於蘇東坡。因為有詳實的記錄，由此可知中國氣功最早的確受到蘇東坡極大的影響。當然這也只是書上的記載罷了！

白隱熱衷於進行「內觀法」與另一種「軟酥法」，終於克服肺結核，喚回了健康。然後在全國行腳至八十四歲，致力於傳教。

「內觀法」云：

「(仰臥體位)、雙腳伸直確實併攏。緊接著將全身的精神集中在臍下的氣海、丹田(肚臍下精氣匯集處)，再充實於腰腳至足心(由腰至足底部分)。此時採以下的觀想：

㈠吾之氣海丹田、腰腳足心乃是本來之自我。本來之自我豈在鼻或口呼？

㈡吾之氣海丹田、腰腳足心乃是本我的故鄉。所以該處便不會有任何訊息。

㈢吾之氣海丹田、腰腳足心乃是自我的本心。是淨土(如來世界)。故離自我的本心則別無莊嚴淨土。

(四)吾之氣海丹田、腰腳足心乃是自我身體中的彌陀（阿彌陀如來）。我身是彌陀，故自我以外的彌陀不能說法。

如此以強烈的自信不斷重複觀想。利用這種反覆的觀想，全身的精氣就會在不知不覺間充滿於氣海丹田、乃至腰腳足心。此時臍下便會如瓢（瓢簞），更緊縮形如球般地堅硬。」（村木弘昌著『醫僧白隱的呼吸法』柏樹社）

這已經是了不起的氣功，採取本來的自我，或淨土等觀念，毫無疑問是在調心；把氣充滿於氣海丹田、腰腳足心，就必須要調身與調息。同時，我感覺到將氣功三要加以最簡化，並到達不能再簡化的地步，這正是白隱的天才。

白隱禪師是日本呼吸法的始祖

白隱禪師另一項有名的健康法「軟酥法」，與現今主要流行於上海的「放鬆功」相類似。所謂酥是將牛乳成分醱酵，軟化如起司一般；因此起司略帶腥臭，而酥則較其略有芳香。將酥製成大如蘋果般的丸狀，置於頭頂，端坐或盤腿坐，並集中精神時，頭上的酥會被體溫所融化，慢慢流下來，使全身沾染了芳香謂之「軟酥法」。

另有一種「一人按摩」方式是白隱禪師所傳。望文生義，它是利用自己的手指按摩自己的身體。首先按摩頭部，接著是眼、鼻、耳，以一定的順序來操作的方法。如今在上海頗受歡迎的「保健功」或「按摩功」也十分雷同。

瞭解了上述之後，是不是覺得白隱先生相當精通於中國醫學，尤其是養生醫學呢？可以想見他只要看看書，便可以學會不少氣功。

在這許多氣功法當中，「內觀法」是否正是他匯集了各項的精髓，傾其畢生心血之作呢？所以，「內觀法」可謂是日本氣功的開端，是最了不起的氣功。同時，也是日本呼吸法的本源。

日本的三大呼吸法

提到日本的呼吸法，一般人耳熟能詳的，除了有調和道丹田呼吸法，尚有二木謙三教授的腹式呼吸法，及岡田虎二郎教授的岡田式靜坐法。

調和道丹田呼吸法是明治末的藤田靈齋先生（一八六八～一九五七年）所創的。藤田靈齋先生是真言宗的弟子，其師父智山派管長的船岡老師，是世上稀有的酒徒，其弟子靈齋先生自然也因此增加酒量，因而弄壞了身體。

據說靈齋先生為了恢復健康，熟讀了白隱的『夜船閑話』，在長期修行之後，完成了調和息之術。

白隱的「內觀法」的確是最上乘的氣功，及最上乘的呼吸法，但記載得過於簡單，令人感到初學者實在難以學習。這恐怕連藤田靈齋先生也有同感吧！

如果將「內觀法」分解成幾種息法，按照進度來學習，在不知不覺中，即可達到「內觀法」的境界。如此地下功夫，便可稱得上是調和道丹田呼吸法。

二木謙三教授曾歷任東京大學教授、都立駒込醫院院長，是西洋醫學的泰斗。之後他提倡吃糙米飯，推薦腹式呼吸。無論從哪一方面而言，都是個不可多得的醫學人材。

二木教授在少年時代十分地體弱多病，為了讓自己健康起來，曾嘗試了各種不同的方法，於是便巧遇了江戶時代的國學專家——平田篤胤的『志都乃石室』一書。

這部『志都乃石室』中談到腹式呼吸，更提及白隱先生的呼吸法：

「近來瀏覽了夜船閑語一書。是由駿河國原宿松蔭寺的住持——白隱和尚所著…。」

雖然它較為簡單。但二木教授的腹式呼吸法結果仍然導源於白隱禪師。

岡田式靜坐法也是由岡田虎二郎先生（一八七二～一九二〇年）在明治時代首創的。但它是只管打坐的方法，極為單純；據說風靡一時，受到極大的歡迎。

這種方法也是了不起的氣功。因為只管打坐，可謂是以調身為目的的氣功。而且，為了達到調身的最高境界，如前述，也要求調心及調息。

事實上，在岡田式靜式法中，首先必須要學會呼吸法。

「必須採取靜坐的正確姿勢來練習呼吸。此外，靜坐攝魂正是呼吸的方法。——靜息吸氣，同時收小腹；吸氣時鼓起上腹，接著再靜靜地吐氣，同時鼓起小腹。」（橋本五作著『岡田式靜坐之力』，松邑三松堂，大正一九一七年）

雖然沒有加以特別解釋，但此處它受到白隱內觀法影響的色彩濃厚是可以確定的。因此，岡田式靜坐法至少在有關呼吸法方面，是根據於白隱禪師的。

所以，這三者雖然特色不同，但根源於白隱禪師卻是一致的。而且，白隱之上尚有蘇東坡。更進一步則有印度的瑜伽、道教，以及中國的古代氣功。這種遙遠而廣大的東方文明之流，應該不是只有本人感受到吧!?

我認為這源流今後更將逐漸擴充水量，樹立大河的風範。

您見到這條大河了嗎？也許您還不曾見過，但現在也仍不遲。請務必要去看看！這將會改變您的人生觀，使您充分瞭解生命的意義。

(3)自然治癒力與呼吸法

人體內充滿著空隙

在這裡，我想談一下關於我們體內所存在的空間問題。如果不瞭解這些空間，將無以理解呼吸法。

我們都知道，我們的身體是大腦及心臟，肝臟等各種各樣的臟器所形成。即使沒有解剖實習及外科手術經驗的人，根據長年耳濡目染之下所獲得的許多資訊，也會知道這一點。

但是，很少人知道在這些臟器之間，存有許多大大小小的空隙。

我們的身體並不像牛肉罐頭一般，由臟器紮得結結實實的。實際上，在身體當中存有許多空隙。

這件事是長期身為外科醫師，曾經處理過大大小小手術的我，也未曾發現到的。如果說我們的胸腔等處充滿著空隙，也並未言過其實。在肋膜與肺之間有空隙，肺與心臟之間也有空隙。腹部亦如此。甚至橫隔膜與肝臟，肝臟與胃袋之間，也都有空隙。把左手伸進這些空隙中確實地握住臟器，就可能進行手術。

無論如何手術的基本要點，主要都是在於能否看出這些空隙。絕不是只看見臟器。

雖然如此，我們外科醫師卻無視於這些空隙。這對於一向僅學習以眼睛能見到的東西為對象的西洋醫學的人而言，是極為理所當然的。而僅以有形的東西為對象的外科醫師，會無視於眼睛看不到的空隙，也一點都不奇怪的。

這種空隙或許稱之為空間較為妥當。而我注意到這空間的重要性，則是從中國醫學學來的。這也是最近不久的事。

空間當中存在著什麼？

這空間裡真的什麼都沒有嗎？

已證實的是的確沒有空氣。如果有空氣的話，便可由X光照片看出來。但X光照片卻顯示不出這空間裡有空氣的存在。再者，若由手術來剖開胸或腹的話，當然會有空氣進入。因此，這時候空間中就存在著空氣了。

即使沒有空氣，總應存在著些什麽吧？

在我現在所處的房屋空間裡，的確存有空氣。此外，也絕對含有電氣及磁氣的作用。因為房間裡點著燈，且電視的影像是利用電磁波的作用所呈現的。

在這種情況下，我們就清楚地得知房間裡存在著電場與磁場。

以這個房間為例，在這房間有限的空間裡，連續分布的物理量就稱為「場」。換言之，因為這個房間裡存在著電氣的物理量，因而形成電場；因為存在著磁氣的物理量，因而形成磁場。

此外，尚有萬有引力。因此這個房間裡也具有萬有引力場。

在我們身體當中也有電磁波及萬有引力如同在房間中同樣地作用著。即使我站立在電視的螢幕前面，電視畫面是一定不會消失的，但不曾聽說我們體內的胃袋及肝臟處於太空漂浮狀態。

因此，我們身體當中的空間當然會有電場，磁場，及萬有引力。如此可瞭解到：我們身體中的空間並非是什麼都沒有的空間。

而且更進一步思考的話，我認為我們身體中的空間與我房間的空間並不是完全相同的。但究竟是什麼地方不一樣呢？那便是我房間的空間是無生物的空間；而相對於此，我身體中的空間則是具有生命的空間。

採取這種說法的話，我們身體的空間除了電場，磁場，萬有引力場之外，應該還具有某種生命特徵的物理量。那麼，這究竟是什麼呢？

可惜的是，這件事至今科學尚無法解明。但可以歸納的是：它並不是什麼都沒有。其原因是如果將來科學更進步的話，就可能見到現在眼睛看不見的東西。

例如，那可能就是古代中國人所瞭解到的「氣」粒子。「氣」雖然被視為是生命的根本物質，但直到現在為止，現代科學仍無法證實其存在。但是，如果科學更加進步的話，除了能解釋「場」以外，也可以加以證明了。

因此，如果直接將「氣」粒子視為物理量的話，我們身體中的空間也會存有「氣場」。但是，將之稱為「氣場」又稍嫌過早。此外，說不定還有我們現在都想像不到的物理量。因此，雖然有些草率，但就姑且把存在於我們身體空間的「物」，稱為「生命場」吧！

腦神經細胞也沒有互相連繫

接著，這身體中的空間也一定會在臟器之中，或細胞與細胞之間充滿著「物」。

前些日子，在NHK電視台討論腦與心臟問題的科學節目中，東京大學解剖學教授養老猛司先生做了解釋。是否所謂的腦神經細胞都是緊密相連而傳導刺激呢？他認為並非如此，在神經細胞與神經細胞之間是有空隙的。

但有了空隙是不是就很難傳遞特殊的刺激及腦部所發佈的指令了呢？因為這些空隙是存在於細胞與細胞之間的空間，因此相當地微小；尤其這些空隙中似乎會引起「電場」變化。

換言之，根據電場與磁場的變化，在毫無一物的空間裡，便可進行電磁波的傳遞了。

人體中不適用「一致性法則」

由於如此，我們的身體乍看之下像是肉塊一般，但實際上並非如此。而是在所謂「生命場」的空間中，漂浮著大腦及心臟，肝臟等。

如果採取更偏激的說法，便是由零散的細胞所形成的心臟及肝臟等某些集團，漂浮在「生命場」之中，這才是我們的身體。

而且，該空間或生命場最大的特質是有獨自運行的秩序，或是形容它有獨自運行的特質較好。

一般而言，世間的事物置之不理的話，其秩序會慢慢地紊亂。例如：若我辦公室的桌上不特別加以整理的話，便會越來越雜亂，塵埃滿佈。

如此當事物的秩序逐漸紊亂，便會增加其一致性的「一致性增大法則」，可適用於世間所有的現象。

因此，人體便成為不適用「一致性增大法則」的例外空間。這正是生命的本質。東京大學藥學部前教授清水博先生的名著『重新掌握生命』（中公新書）當中提及：所謂生命，是自我形成（生物）秩序的能力。

在生命場中，這種恢復秩序的能力便稱為「自然治癒力」。

而自然治癒力並不存在於大腦或肝臟等臟器，而是存在於生命場當中。

而且如前面所敘述的，瑜伽和氣功的呼吸法是在謀求身心整體的調和。而所謂的「身心整體」如果更細而言之，便是指生命場。

因此，瑜伽、氣功、呼吸法等便是生命場調整自我秩序的能力，或是促進自然治癒力的主角。

何謂「丹田」？

古代中國人發明了「丹田」的概念，將之視為我們身體中生命本源的所在地。丹田原來是與道教有關的詞彙，意味著「栽培丹藥之地」。因為「丹藥」可以長生不老，所以便成為人體生命的本源、是最重要的處所。

一般而言，如果想在我們身體中找出生命的本源處，總會想到大腦或心臟等臟器。但古代中國人並沒有求諸於這些臟器，而注目於稱為丹田的下腹部空間。

我認為這大概是古時候的中國人可以見到體內的空間，而瞭解生命場的觀念吧！然後才發現代表體內空間或生命場的「丹田」這空間。這真是了不起的觀念。真不知要如何讚嘆這種睿智！

庖丁神乎其技的理由

證明古代中國人如何去感受體內空間的證據，曾有一則聞名的庖丁解牛的故事。

這是出自於『莊子』的故事：

戰國時代的梁國有位惠王。當時有位名叫庖丁的人，善於解牛。

聽到庖丁解牛神乎其技的梁惠王，便請他在自己面前解體一頭牛。

於是，當解體完成後，梁惠王不由得讚嘆其技術之純熟竟臻於此。

但庖丁則回答：

「我認為這不稱為『技術』，反而說成『道』較適當。

當我初操此業時，僅約略看見一頭牛。當然，當時仍是個無名小卒，談不上技術。

漸漸，當我慢慢熟悉工作後，便見到牛的局部。有一條條肌肉，一個個內臟。便逐漸自成一家。

但是我每天用心體會，於是在不知不覺間見到牛體當中的空間。在肌肉與肌肉之間，或內臟之間看似沒有餘隙的部分，竟出現了空間。

此空間竟意外的寬廣而游刃有餘，因此沒有比這更容易的了，所以能不傷及刀刃。如今這把刀已使用了二十年左右了……。」

聽到這些話的梁惠王嘆道：「此乃養生之道也！」便結束了此段故事。

這真是含蓄的一段故事！

因此，請千萬不要忘記：體內的空間對呼吸法具有重大的意義。

腹式呼吸與丹田呼吸的差異

相信各位已經瞭解我們的身體分為臟器與空間；而生理呼吸屬於臟器部分，呼吸法屬於空間部分。接著將話題再回到本章的第一節會發現：臟器與空間的差異是區別呼吸與呼吸法的最大關鍵。

呼吸是吸入氧氣做為體內代謝所需的能源，再吐出二氧化碳等一連串過程。所以是肺與心臟及血流的問題，換言之，便是臟器的問題。

呼吸法則利用調身、調息、調心，來提高空間的秩序性，以推動自然治癒力。因此這徹頭徹尾是空間的問題。

所以，呼吸法將重點置於吐氣。為了充分吐氣，若只有進行胸部呼吸是不行的，務必要採行腹式呼吸。

所謂「腹式呼吸」是意識到橫隔膜與腹部有大的起伏所進行的呼吸。因為眼睛見不到橫隔膜，僅能感覺到腹肌在動；但至少就意識而言，腹式呼吸可算是呼吸法吧！

此處所謂的「腹肌」，即是支撐前腹部及兩脇處數種腹肌群的統稱。

而腹肌群進行大而有節奏的蠕動時，正好可以慢慢按摩腹中的肝臟及胃，小腸，大腸等，血液循環也會變得良好。它對疾病的預防及治療所具有的療效，正是腹式呼吸的現代醫學效果。

像這樣的言論，我到目前為止已經說了好幾次。而且一點也不後悔。因為這是千真萬確的事。

實際上，我們外科醫生在進行剖腹手術時，一見到暗黑色，血流停滯的小腸，就會心想：「啊！這裡有什麼疾病嗎？」或者，「這種腸子將來是很容易罹患癌症的！」

相反地，一見到粉色而有光澤的小腸時，也常認為：「這是多麼健康啊！像這種腸子連疾病都不敢靠近。」

因此，我確實能瞭解腹式呼吸對腹中的內臟所帶來的按摩效果。過去，我也曾經讀過好幾篇以動物實驗來證實這件事的論文。

由於如此，腹式呼吸的效果以現代醫學觀點來看，雖然是毫無疑問，但始終是屬於臟器的問題。不論腹肌或橫隔膜，都是眼睛看得見的。絕不屬於空間問題。因此，不能被評為呼吸法。

我們已經屢次提到腹式呼吸與丹田呼吸的差異，應不必再做說明。腹式呼吸是屬於臟器，而丹田呼吸是屬於空間，其間有明顯的差異。即使沒有丹田也無妨。因為丹田代表體內的空間，因此僅用丹田這個名稱來象徵全部空間。

所以，與其稱為丹田呼吸，不如稱為空間呼吸較不易混淆。

提昇自然治癒力電量的方法

先前已談過呼吸法會提高體內空間或生命場的秩序性，但其標準則位於何處呢？我認為如果有了具體的目標，就比較容易了。

於是，我便以虛空之「場」來進行思索。

所謂虛空，就是空無一物的空間。它比宇宙更為廣大，是無以想像，沒有盡頭的空間。就其性質的觀點而言，沒有比其更為純粹的空間了。

在一百五十億年前，此虛空誕生了宇宙。女子美術大學的教授松山俊太郎先生曾說：「宇宙是虛空的癌。」真是興味盎然的一句話！由於如此，宇宙已經比虛空更不單純了。再由宇宙乃至太陽系，太陽系至地球，地球至人類……此空間如此一點一滴地增加其不純粹性。

因此，我們的空間成為最不單純的空間。但依照自己的努力，卻可以慢慢地淨化它，而成為虛空最純粹的空間。

這就是呼吸法的目標。

進一步地，我們在一呼一吸之間，便能將外界空間與體內空間相聯繫。然後，我們每天接觸的四周外界，便能直接與虛空相連。

因此，我們每一喘息便與虛空進行交流。所以即使是一喘息也馬虎不得。如果能用心在這一呼一吸之間，加深與虛空的交流，就是呼吸法了。

一般而言，武術或技藝的習得要從形式的模倣開始。我認為氣功及呼吸法也一樣。但是，形式只是眼睛所看得見的臟器問題，並非最重要的事，重要的是空間。為了實際去感覺空間以見到虛空，其種簡便的方式便是所謂的形式。

我每天和患者一起打太極拳、做調和道丹田呼吸法，已經超過十年以上。但從來沒有光就形式來做教導他們。如今回想起來，這真是不可思議。因為患者常跟著我學習。無論是太極拳或調和道呼吸法，如果沒有某種程度的指導，是無法牢記其做法的。因此，如果始終無法早點學會的人，我就推薦他也參加其他指導老師的課程。

在我醫院的道場中，有許多優秀的指導者。他們各自負責某些時段，其中不乏以親切而仔細的方式指導的老師。

我是完全不以形式來指導的。但是，若學生們能模做我，自我放鬆而有模有樣地練習的話，也是很好的。也許手腳步伐多少有些差異，但我認為這種情形尚不足以構成重大問題。主要是能夠提高自我空間物質。然後，再與虛空成為一體。

如果患者們一邊和我一起打著太極拳或調和道丹田呼吸法，同時也一邊渾然忘我地與自我的空間相契合；然後，在某一刻當中，切身去體驗其空間與虛空融合成一體，我認為如此即可。

在那當下，每個人的自然治癒力電量，也會更加地提昇。然後，我們的身心便邁入最健康的狀態。

這便是呼吸法。

第三章

產生癌症的眞正原因

——體內掌握關鍵的「生命場」

成人病的增加是醫學進步所產生的宿命

現代的三大死因為腦疾、心臟病、以及癌症等。這早已成為一般常識了。無論在日本也好、中國大陸或歐洲也好，都是類似情形。

腦出血及腦梗塞、心肌梗塞，乃至癌症，都被納入成人病的範疇。所謂成人病是隨著年齡的增加所引起的疾患。因為生命是有限的，接著身體機能衰退的情形，是具有生命的生物所擁有的宿命，所以成人病是無可避免的疾病。

往昔各種不同傳染病等感染症所導致的疾病，佔了死因的第一位。但席捲十八世紀歐洲的鼠疫（黑死病）大流行，卻是先前始料未及的。

由於黑死病的威猛，使大學關閉，而不必再居留於倫敦的牛頓，在無可奈何之下歸回故里之際，因為見到蘋果從樹上落下，而發現萬有引力的法則。這是一則有名的故事。假如黑死病的療法及預防方法在稍早已經確立，大概就不會出現牛頓這位萬有引力法則的發現者了。

此外日本也在大正時代大肆出現流行感冒，而喪失了無數生命，這是衆所周知的事實。十九世紀後半，以巴斯德及克霍為代表，引發了細菌學的進步。接著是免疫的觀念出現，並由佛萊民發現盤尼西林等，近代西洋醫學的豐功偉績完全克服了感染症。從幼兒期開始，歷經青年時期，如果沒有因感染症而死亡的話，只要不遭逢意外事故，大多數人都能由壯年期過渡到老年期。

但這時候便是成人病的到來。成人病的代表為腦中風、心肌梗塞、癌症。此三者為三大死因，在某種意義上也算是醫學進步的結果。

因此，當平均壽命超過八十歲大關時，即使罹患三大死因之一的疾病，也並不值得驚訝。如此說來，態度冷漠卻是一項事實。

為了不致產生誤解，在此附加說明。只要平常多加小心，就可能預防成人病，即使罹病，症狀也能減輕不少。

高齡者可以與癌症「共存」

即使是八十歲的患者發現胃癌，醫師也不會感到過於驚奇，因為已經高達了八十歲，當然免疫力乃至自然治癒力皆會衰退，所以即使發生癌症，也不會令人感到過於不可思議。因為他們和年輕人不同，癌症的進行遲緩，因此只要採取適合該位患者的溫和治療方式即可。

如果胃癌已經進行到相當程度，又有出血、或幽門（胃的出口）閉塞，而無法進食的狀況時，就絕對一定要動手術了。而多半的老年人都會說：

「到了這個年紀已經不想動手術！維持原狀就可以了。」

但是，抱持這種固執說法的人，仍是極少數。只要站在當事人的立場來說服他，多數人都會接受手術。首先不必擔心手術，即使在手術後，也會和年輕人同樣地復原。有時候，某些人在手術後數日會出現痴呆症狀，但這是暫時性的，不必擔心。

即使很幸運地，胃癌還不太嚴重，例如，僅出現在胃粘膜的早期胃癌時，就要充分與患者本人及其家人討論，來決定治療的方法。以我們醫師的立場而言，也並不一定把動手術視為第一；但也有不少患者認為生活上要擔心這個、擔心那個地嫌麻煩而要求動手術。

最近有這麼一例。患者是八十三歲的老太太。由於略微發燒等感冒般症狀始終無法痊癒，在進行精密檢查當中，偶然發現得了早期胃癌。其本人認為：雖然接受手術是不得已的，但是可能的話希望不要動手術。

她的兒子則說：「一切後果由我負責！」

於是我回答：總要先嘗試手術以外的治療法來全力對應看看。雖然如此，我仍時常幫她做胃鏡，以防萬一腫癌擴大時，便改動手術。如此絕不會造成誤差，因此不致於擔心。

在患者本人及其家人慎重考慮後，便接納了我的意見。但有關最重要部分的治療法而言，首先就將具有許多副作用的抗癌劑排除在外。我認為即使只用中藥也可以，但她的兒子強烈希望採用丸山疫苗和鍺（germanium），因此尊重了他的意見，開始用這三者來治療。

因為這些方法全部都沒有副作用，患者也過得很有朝氣。在三個月後所做的胃鏡檢查中，並沒有發現腫癌大小和以前有什麼差別，因此這樣的情形維持了好一陣子。

年輕患者原因不明的癌症

因此，老年人即使生病也能夠很自然地接受，例如即使有了可怕的癌症，也能把它想成不過是一種疾病罷了。但年輕人就不同了。

他們絕不會認為癌症是不治之症，不過是很難治療的疾病罷了。因此，在四、五十歲的青壯年人身上發生時，連家人及生活方式都會出現問題，相當地嚴重。

而這在二、三十歲人身上則更不同了。二十多歲的人一見到肺癌或胃癌時，就一定會懷疑自己的眼睛，而哼了一聲「唉呀！」

即使去看他血液檢查的結果，肝臟不但沒有惡化，營養狀況也很良好。如果已經是高齡而免疫能力自然衰退的人，則癌症的發生機率也會提高；但以年輕人而言，連淋巴球等免疫機能都屬正常值。即使如此，為什麼年輕而活潑的青年人會產生癌症呢？

免疫機能與癌症的關係

所謂免疫是代表免於疾病的意思。只要感染了一次某種疾病，在痊癒之後會產生對抗該疾病的抵抗力，而不會再二度感染了。

傳染病的預防接種等也是依據這樣的原理。換言之，即是利用減毒菌的接種，使人極輕度地發病，來免於二度罹病。

有名的故事中，曾有一則關於英國琴納種痘的故事。在十八世紀末，琴納發現了當時很可怕、會致人於死的疾病——天花的預防法。琴納發現：為罹患牛痘（牛隻的天花）的牛隻擠乳的農家女身上，容易產生發燒及手部輕微腫脹等症狀，但她們卻不會得到天花。

於是他根據這項事實選擇了一位八歲少年進行一項實驗。

這種實驗很明顯是人體實驗，即使現在也令人覺得不可思議，但實驗卻獲得了大成功。

此時所發現的種痘原理，當中更靠著其他的研究者而趨於成熟。因此才瞭解到：由於輕度的感染，才合成細胞內稱為「抗體」的特殊蛋白質。由於細菌或病毒的入侵，使體內合成蛋白質，這物質稱為「抗原」，可一度產生抗體。即使抗原再度侵入體內，該抗體便會與抗原結合，使之不再活性化。

這便是免疫反應。

而癌細胞既不是細菌也不是病毒，更不是外界侵入體內的物質，只知道它具有抗原性質。換言之，一旦正常細胞變為癌細胞，身體本身就會發現這是與本體不同的異質細胞，而產生抗體。幾乎所有的癌細胞在初期會被這種抗體所排除。

癌症也一步步地被發現它是一種免疫反應，因而發明了各種不同的免疫療法。因為癌的免疫機制尚未如細菌或病毒一般受到充分的解析，所以癌症的免疫療法雖然尚未確立，但其前景卻很可觀。

並且，擔任免疫的物質除抗體以外，尚有淋巴球、巨噬細胞、補體等。這些因子在各種不同的情況下，會進行各種合作，以保護我們的身體。

但淋巴球也好、巨噬細胞也好，這些都是眼睛看得到的廣義臟器。

「生命場」的秩序混亂會引起癌症

我們的臟器會隨著年齡而衰老。這就是生物的宿命。因此，如果達到某個年齡，免疫機能也會跟著衰退，容易出現癌症之類的疾病。當然這會有個別差異，但上述算是基本原則。如此，就可以很容易理解為什麼高齡者容易罹患癌症。但是以年輕人而言，即使有特殊例外，但免疫機能一般並不會衰退得那麼厲害。換言之，癌症的出現與免疫機能是無關的。那麼，它的原因到底要歸咎於何處呢？

我認為其關鍵在於我們的空間，亦即「生命場」。換言之，我認為生命場的混亂是重大的因子。

如果將我們的生命場自然放置，它便會自我重整，恢復秩序。這種力量是前面所提到的。同時，前面也將之稱為自然治癒力。

免疫力也稱為「對於疾病的『抵抗力』或『防衛力』」，這都是極文學性的表現，因此也包括了「自然治癒力」在內。所以，免疫力有時可以視為就是自然治癒力。但是，免疫力與自然治癒力又是完全不同的。這種說法可能會招來誤解。自然治癒力對免疫力而言，絕對具有相當多的影響，但這兩者是截然不同的存在。

換言之，免疫力是臟器的問題，自然治癒力是空間的問題。

因此，高齡者的癌症是臟器問題，年輕人的癌症是空間問題，兩者的性質有差異。雖然同樣是癌症，說不定它們是屬於種類不同的疾病。

古代當然有年紀輕輕就罹患癌症的人，但我認為現在罹癌的比率及實際人數都遠超過當時。而且由於被發現時都已經發展到相當的程度，更是雪上加霜。

某位二十六歲的女性因右下腹部疼痛，而前往鄰近的醫院。診斷為急性闌尾炎，因此立刻動了手術。但手術之後一看，並不是闌尾炎而是盲腸癌。而且被認為已多半轉移到肝臟去了。

若是七十歲左右的人因右下腹部疼痛而上醫院時，即使被診斷為急性闌尾炎，一般都會懷疑說不定有盲腸癌。因此，手術前進行超音波檢查時，確認它是否轉移到肝臟，倒成為一項例行事務。

但是，像這位女性只有二十歲的情況時，實在不做此推論。因此，在手術當中發現癌症時，外科醫師便會十分緊張。首先，被判斷是闌尾炎時，剖腹時只有開個小口，如果得知是癌症時，就非得重新開個大洞。麻醉也必須由半身改為全身。

患者在最初本來是有意識的，剛開始僅麻醉下腹部，但到了中途卻改為全身麻醉的話，本人就會相當不安。更何況在稍後得知真相時，其震撼真是無法想像的了！對其家人而言，感受也是一樣。

以這位女性的情況而言，在她手術之後，也在頭一家醫院裡進行抗癌劑治療；而到我的醫院來時，除了進行中藥治療，也按照患者本人的希望，施行溫熱療法。雖然暫時有了小康的局面，但是很可惜，最後卻轉移到肝臟而死亡。

如前所述，我的醫院除了正統醫學之外，也採納了中醫學及心靈醫學，因此全國各地的患者皆前來詢問。因為如此，我見到年輕的罹癌患者的機會可謂相當多。但即使如此，可以肯定的是這類患者是越來越多了。

換言之，臟器部分健康，但空間部分罹病的人增加了。空間部分罹病後，生命場秩序混亂，因此就產生了癌症。

關於癌症是由於生命場秩序混亂所致的觀點，只要仔細觀察癌症疾病，便能充分瞭解。

癌症的本質

癌症是惡性腫瘤的一種。而惡性腫瘤又分為發生於上皮性組織的「癌腫」，以及發生於非上皮性組織的「肉腫」；此外還包括淋巴腫及白血病。但是，一般會將這些惡性腫瘤統稱為癌症。

這種疾病的特徵是：細胞異常且無限地增殖。在此狀況下所產生的腫塊會逐漸變大，且壓迫或浸潤到正常細胞，妨礙了組織的正常功能，最終將其破壞殆盡。

更進一步，癌細胞會依靠淋巴液或血液運到身體的其他部位。這便稱為轉移。轉移後的癌細胞因此製造了第二個病巢，而逐漸擴大。

正常細胞會規律地增殖，以維持組織功能，達到全身的調和。但是，與這種作用相反，且異常而無限制地增殖，絲毫不考慮其他部位的癌細胞這種特殊性質，便稱為「自律性」。這正是秩序的破壞。而我的眼前也似乎浮現了生命場不斷紊亂的畫面。

癌症的另一項特徵，就是它可以用顯微鏡觀察到的外形。它每一個細胞不但大且零散，完全見不到正常細胞所具備的規則性，名副其實呈現無秩序狀態，完全喪失原來組織特有的

結構。如此失去正常的形態，便稱為「退形成」。（M・B・昔姆金著『癌症科學』、共立出版）

所謂「退形成」，是與最初混沌的細胞分化而變成正常細胞的發生過程完全相反，使正常細胞退化到混沌之初，故使用「退」字。如此正顯示「由秩序朝向無秩序」的變化。就如同摩登的大樓突然變回到水泥和鐵塊、玻璃一般。

因此，癌症的特色——「自律性」及「退形成」皆表現出由秩序轉為無秩序的變化。所以，所謂的癌症便可視之為：生命場的秩序性混亂，無法恢復原狀，而表現在眼睛所能見到的臟器。換言之，生命場混亂偶然出現在胃部時，便是胃癌；出現在大腸，便是大腸癌。

按照上述的想法，則年輕人的癌症增加，便是由於年輕人原本就必須提高秩序性的生命場，如今卻變得比過去更容易產生混亂。

與大自然隔絕的現代

那麼，年輕人的生命場容易混亂的原因是什麼呢？

我認為那是因為與大自然的接觸變少了。先前曾提及我們的空間與外部空間是相連的。

我們的空間會與更有秩序的空間一體化。而我們四周伸手可及又有秩序性的空間，無論從任何一方面來說，皆非大自然莫屬。因此，靠著我們經常接近大自然，自我的空間也就受到了調整。

但是，我卻感覺到我們的生活逐漸與大自然脫節了。

所謂「冬暖夏涼」大概就是人類最大的幸福，但冷暖氣設備的發達卻首先將我們與大自然隔離開來。不但房間被牢牢地封閉，如果再加上稍厚的窗帘，那麼無論是四季或晝夜都分不清了。

當我還是小學生的時候，一概沒有冷氣或暖氣，因此夏天的時候會在蚊帳裡叭嗒叭嗒地搖著蒲扇，一邊隔著窗戶眺望著月色。而冬天的時候則被門窗縫隙所射進來的晨光喚醒，無論是晴天或陰天都可一目瞭然。雖然尚有些微的隔間，卻生活在大自然當中。

如果清早起床疊蚊帳是暑假的回憶，則小黃瓜及番茄就是夏日的印象了。在炎夏的午后，從學校回到家後，進入昏暗的廚房裡把小手伸進泡著冰涼的小黃瓜及番茄的水桶中，那種喜悅是至今仍清晰可憶的。因此，一見到番茄和小黃瓜，我就會連想到：啊！夏天到了！但最近就連這樣的事也不復記憶。因為一年四季都有小黃瓜和番茄，所以就冬夏不分了。季節感已完全消失得無影無蹤。

當然，如果想要的東西何時何地都能取得的話，卻是難能可貴的。曾經聽說古時候在隆冬之際，病人想吃西瓜想得要命的情形，連我都為之動容。如果是現在的話，就算病人在隆冬想吃西瓜，無論何時何地也都能立刻到手。這時候就要想到今日的便利了。但是，食物和季節卻又是多麼重要啊！

由當今食物探知自然的道理

即使是食物，也分為涼性及溫性的。小黃瓜及番茄都具有使身體冰涼的作用。在陽光普照的夏日當中，我們會想到：「若能使身體冰涼有多好呢！」於是大地便賜給我們小黃瓜及番茄。因此，見到浮在水桶中顏色鮮豔的小黃瓜及番茄時，內心總會浮現感激。如果在冬天攝取涼性的小黃瓜及番茄，也就因此違背了大自然之理。

所以冬季時，無論如何就要攝取溫性的青菜，例如：紅蘿蔔、紫蘇、薑等。大自然就是如此這般地造化著。

土生土長的食物可治療生命

除了季節以外，地域性也是同樣的道理。對我們而言，土生土長的食物是最適合我們的。雖然有人說：「食物即風土」，但誠如上述，我們是生活在土地上的空氣之中，或是大地的賜予所組成的一個「場」之中。如今只要利用冷藏快遞，即使身在東京也能夠享受到北海道的食品。此點雖令人欣慰，也符合經濟利益，卻似乎不合於大自然的造化之理。

況且，我們自孩提時代起就瞭解人類在大自然面前是多麼地渺小，因而學會謙虛。此外，又感受到大自然的恩惠，在不知不覺中培養了感謝的心情。

也因此，生活在冷暖氣設備完善的密閉空間中，就忘卻了謙虛的心及感謝心了。

我們的空間狀態時時刻刻都在變化。而這種變化的空間狀態經由大腦之臟器所呈現出來的，便是心靈。也因此，我們生命場的狀態會左右心靈便是理所當然的，而心靈的變化相對地也會左右生命場的狀態。

於是與大自然失去接觸的空間喪失秩序性，產生癌症般的疾病。

但是，我雖然在此聲明，也並不代表著年紀輕就得癌症的人，他們生活方式特別差勁，或心理有問題。

因為我們人人的生命場是透過外界而互相連繫，因此某個人的生命場出差錯也會導致多數人共同生命場的差錯。而多數人生命場出差錯時，當然也就造成我們地球磁場的誤差。這種偶爾出現的情形，卻是某個人的癌症所引發的。

因此，會罹患癌症並不只是個人的責任而已。可能自己多少負點責任，但絕大部分卻該由地球磁場來承擔。而造成地球磁場的混亂，是因為我們每個人生命場出差錯，也因此我們每個人要負所有的責任。

特異性皮膚炎也是「生命場的混亂」所造成

特異性皮膚炎亦如此。

大約三十年前我剛做醫生的時候，特異性皮膚炎等疾病幾乎不成問題。像我這個皮膚科的門外漢對其病名幾乎是一無所知。

但現在情形又如何呢？其猖獗程度如今已是非同小可，幾乎形成社會問題。

一談到特異性皮膚炎究竟是什麽樣的疾病時，一般認為是：「極度搔癢，時好時壞的慢性濕疹，具有遺傳性或家族性要因的過敏性疾病。」

特異性（Atopy）這個名詞原來是希臘文「奇特」的意思。就好比到枯草茂盛的地方去時，有人會不停地打噴嚏，有人卻好端端地。於是便會想到：「為什麼他打噴嚏而我卻一點兒都沒事，真是『奇特』的人！」據說就是由這種概念而來的。

因此，雖然古代即有孩童濕疹，但有的孩子會長濕疹，別的孩子皮膚卻滑溜溜地。這也是很「奇特」的，故特異性皮膚炎一詞便應運而生。這在我監修的『治療特異性皮膚病大事典』（二見書房）中，也有詳細的敍述。

由這些經驗所開始發展的特異性皮膚炎也因其後續的研究，而逐漸形成過敏症的主體被加以明確化。

過敏症也是一種免疫反應。就如先前所敍述的，免疫反應是我們用來對抗外界的入侵者而保護身體，以利於生存下去的必要反應。因此所謂過敏，便是這種免疫反應過度引起的現象。

曾經一度罹患白喉的人，他們體內會產生中和白喉菌抗原的抗體。所以，免疫反應會使他們不致二度罹患白喉。體內已經對雞蛋產生抗體的孩童，在吃了雞蛋後卻長出蕁麻疹，便是免疫的過度反應，也稱為過敏。

因此，過敏是免疫反應有了偏差，而造成對人體有害的反應。如果將特異性皮膚炎當做過敏性疾患，那麼使患者遠離抗原，或令他慢慢接觸減弱的抗原，使身體習慣後，就不容易引起過敏反應的方法，即變得相當有效。

因此，瞭解了雞蛋就是抗原的話，可採取暫時不食用雞蛋，或將雞蛋所抽出的成分加以稀釋並予以注射，以令他習慣雞蛋的方法。

以上的方法當然會有效果。但也有不少情形是無效的；或即使有效，也是成效不彰。因此，僅用過敏來解釋特異性皮膚炎，仍有不夠充分之處。

而過敏無法加以解釋之處，也正是生命場產生扭曲之處。年輕人的癌症也是一樣的。而特異性皮膚炎也是因生活方式所引起的疾病。

類固醇無法治療特異性皮膚炎

我並不是皮膚科醫師，所以本來就對特異性皮膚炎不是那麼有興趣。因此，我不但沒有那種知識，更缺乏經驗。但是，為了治療癌症我經常使用中藥，總覺得被人當做是中藥的專家，經常有門診患者來求助，希望用中藥來治療特異性皮膚炎。而他們會希望採用中藥的理由不外乎是：僅用西醫學始終難以治癒，以及害怕西藥的副作用。

在西醫的治療上，除了先前所發現的抗原以外，便是採用內服藥及外用藥。主要都是以類固醇（副腎皮質賀爾蒙）為主。而類固醇實在是一種相當不簡單的藥物，其具有的消炎作用是其他藥物所不及的。

因關節風濕而抽痛難耐的人，只要一錠類固醇，疼痛便會在不知不覺間雲消霧散。初次經驗到的人，便不知不覺地手舞足蹈起來，以為這種藥是「仙丹」。

連特異性皮膚炎溼、乾、癢而始終好不了的疾病，只要數小時就能痊癒，也令人難免想要依賴它了。

但是，這種藥物始終不治本，只是一種對症療法而已。如果將特異性皮膚炎當做一種皮膚方面的疾病，而對空間因素不屑一顧，根本就不可能根治特異性皮膚炎。若是將空間的扭曲棄置一旁，僅用類固醇來治療，雖然可以一度治好，但隨即又會立刻惡化。此外，一旦慢慢習慣這種對症療法後，效果就會逐漸減低，且類固醇的副作用還會引起皮膚炎。

在西醫領域當中，也有不少人發現：特異性皮膚炎的治療上，飲食扮演著重要角色。但是，卻很少人注意到飲食本來就會影響我們的生命場。

因此，多半演變成不吃蛋、不吃大豆、不喝牛奶、最後連米都不吃，不斷增加限制的飲食療法。

發現到這種情形的患者及家屬，便轉而求助於中藥。而我都會事先聲明我並不是特異性皮膚炎的專家，才為他處方中藥。也許是初次嘗試者的幸運吧！最初倒有不少人出現了驚人的效果。因此，我也就拼命地處方中藥了。

所以，在我監修了『治療特異性皮膚炎大事典』一書後，該症的患者便突然暴增。且多半是重症者。本來，這本書是在聲明我並不是特異性皮膚炎的專家，而且「特異性皮膚炎是生活模式方面的疾患」，我不過是略懂皮毛罷了。但患者卻是急病亂投醫。

我治療特異性皮膚炎的實際情形

當特異性皮膚炎患者來醫院時，首先我會告訴患者或患者的母親（若患者是小孩的時候）以下的情形：

所謂特異性皮膚炎雖具有過敏性疾患的特性，但其原因是在於我們的生活與大自然乖離，因此使我們的生命場產生了扭曲的疾病。所以，必須從回歸我們的生活開始做起。

我是用中藥來協助患者。中藥並不是只對皮膚一種臟器發揮效用的藥，而是以治療生命場扭曲為目的的藥。

接著，我請他們接受飲食指導。

這件事也並不是告訴他們雞蛋不能吃，牛奶不能喝；而是讓他們一起來思考什麼樣的飲食方式，可以讓我們再度接觸到大自然。

然後，最後的心理問題是很重要的。但是，我不僅沒有解除患者心理問題的力量，也沒有時間。因此，這要靠患者自己來解決。

以這樣的形式我為他們進行治療。

也許有人會問：難道你不指導氣功或呼吸法嗎？實際上，正是如此。如果不採取專門用來解決生命場扭曲的有力方式——氣功、呼吸法，就形同本末倒置了。

因此，我雖然不斷推薦氣功，但特異性皮膚炎患者卻給終裹足不前。此點是他們與癌症患者的差異之處。

癌症患者對氣功是很熱衷的。即使我不說，他們也會自動自發的去做。可能是因為癌症攸關性命，故患者的自覺不可同日而語。

特異性的患者都會推說：到我醫院的道場來很不方便；或在學校從事運動已筋疲力盡，哪有力氣學氣功；或癢得不得了無法靜心練習等等。

但他們並沒有察覺就因為存著這種想法，卻成為治療特異性皮膚炎最大的阻礙。如果他們發現這件事，就已經差不多是痊癒了。

因此，特異性皮膚炎也算是與生命場有密切關連的疾病。

愛滋病也是「生命場」扭曲所引起的

愛滋病也是和免疫有關的疾病。譯成日文就稱為「後天性免疫不全症候群」，是由所謂HIV的濾過性病毒導致免疫機能降低的一種疾病。如果免疫機能降低，就連小小的感冒也會侵犯到，而引起癌症一般的惡性腫瘤，是相當麻煩的疾病。

雖然已經知道它的感染途徑，但目前卻尚未發明愛滋病的治療法。即使如此，目前也正在嘗試矯正生命場的扭曲，並加以調整，使病患感染之後也不會發病，或讓發病程度減輕。

即使同樣是病毒，卻沒有人會害怕感冒的濾過性病毒。那是因為每個人都淸楚在感冒時，就算沒有特定的抗濾過性病毒劑，只要保持溫暖多休息，二、三天即可痊癒。因為病毒的病源力較弱，所以只調整一下生命場即可。

有人預測：將來愛滋病病毒也會隨著日積月累，而減低其病源力，變成像感冒病毒一樣地微不足道。假如真能實現，那麼將注意力多轉移在生命場的調整上，就顯得格外重要了。

第一位研究愛滋病的人——鹽川優一先生說：

「愛滋病是一種文明病，社會病。在本國，如果不建立年輕人都擁有希望而朝向光明的未來努力的健全社會，則愛滋病將會逐步蔓延，導致悲慘的狀態。」（引自日本醫師會綱領，第一〇八卷，十四號，一五三頁）。我認為這些話正好總結了愛滋病的問題。

換言之，確保我們每一個人在生活當中去接觸大自然，是最為重要的事。

平田篤胤的預言

雖然如此，這樣的危機感，除了現代，也存在於過去的某個時代之中，令人難以置信。例如曾經有記錄：

「琴娜在記載一七八九年對天花的預防接種所做的研究成果時，寫下了深具信心的一段話：『一般認為擺脫自然本來的狀態，正是導致人人罹患疾病的原因，目前這已經明白地顯示出來了。因為酷愛奢侈又喜歡娛樂，使人類變得與本質上截然不同的許多禽獸越來越相似。』」（羅伯特・S・黛梭維茲『免疫的故事』）

因為有上述的一段記載，令我感到非常驚訝。

這件事在日本也有同樣的案例。在平田篤胤的『志都乃石室』的下卷中寫道：

「雖然此事古無前例，但今人卻有不得不養生之理。本來古代並無養生之理，因古代在舉手投足間已自行克盡養生之道而居，當然沒有養生之理。然而及於後世，事物皆增多，每接觸世事愈多，人也期望不絕，心思越多。尤其氣上而逆衝及於胸廓，此乃病之始謂也。」

這兩件事都發生於江戶時代的後期。依我們現代來看，當時都是純樸且確實與大自然保持著接觸的時代，因此令人感到驚訝。

大概在各個時代中，都有人會對自己的生活脫離大自然產生憂患意識吧！

換句話說，遠古之時即我們的祖先過著每日狩獵的時代，也正是我們與大自然接觸，最密切的時代。經過一段時間，隨著文明的發展，我們便逐漸地脫離大自然。接著，脫離的程度至今日突然急遽變大。而我也能想到那樣的背景，正是使年輕人生出癌症或特異性皮膚炎、愛滋病、其他麻煩疾患的原因。

生命場的秩序時時刻刻在變化

那麼，可能有人會問道：平均壽命延長、且得以長生的理由是什麼呢？

那便是拜「臟器醫學」之賜。換言之，這可謂是近代西洋醫學的恩惠。簡單地說，這是因為在琴納的時代克服了天花，平田篤胤的時代克服了肺結核。

當然，此外居住環境的整頓及公共衛生的觀念等均功不可沒。

無論如何，根據近代的西洋醫學，這是具代表性的臟器醫學為我們帶來平均壽命的延長。如今，我們生命場扭曲又重新為我們帶來各式各樣的疑難雜症。

你現在沒得癌症，是代表你生命場的扭曲並不是很大。無論是有意識到也好，無意識到也罷，總之，你保持了生命場的秩序。這件事多少對自己周圍的生命場秩序也有些貢獻。

但是，這種秩序性時時刻刻在變化，一點都馬虎不得。我們也不知道這種秩序何時才會被破壞。

我們正暴露在內在無數的壓力波瀾之中。這種壓力的波瀾也經常使我們的生命場產生漣漪。但是，我們的生命場中原本就具有所謂自然治癒力的復原能力。如果僅是小小的漣漪，應該能迅速恢復，重現平靜的水面。因此，若是一般情況，信任上天給予的自然治癒力是沒有問題的；偶爾有一波接一波的漣漪而無法復原時，才會產生癌症等疑難雜症。

因此，我們必須時常注意鍛鍊自然治癒力，保持生命場的秩序。

當我們每個人顧及到自己的生命場時，則我們外界的場秩序性也會提高。甚至地球，以及宇宙的場秩序性也會相對提高。

接著，當宇宙的場越來越澄清時，我們的場也會受其影響而變得清晰了。

疾病就是這麼來的。那絕非獨自一人造成的結果。即使是個人生命場小小的傷痕，也會關係到地球的場及宇宙的場。

而疾病即是宇宙空間的扭曲。

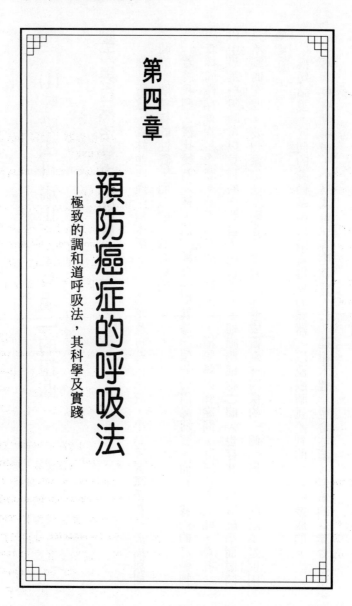

第四章

預防癌症的呼吸法

——極致的調和道呼吸法，其科學及實踐

(1)呼吸法可矯正「生命場」的扭曲

壓力與自然治癒力的關係

如前所述，森林並非僅由樹木所形成。落葉及青苔，水流，小鳥等會賦予存在於樹與樹之間的空間獨特的性質，而形成一個森林的「場」。

若將我們人體比喻為森林，則一棵棵的樹就是一個個的內臟器官。而且，我們的身體裡與森林同樣存有許多空間。肺與肋膜間，肺泡中，橫膈膜與肝臟間，肝臟與胃之間，鼻孔，口中等這些眼睛可以見到的空間自不迨言；就連細胞與細胞之間，也存在著無數細小而眼睛見不到的空間。要想像這些空間互相連繫，並形成與森林同樣的一個「場」，應該不是很困難吧?!

換句話說，我們的身體是由眼睛看得見的臟器，以及眼睛見不到的「場」造成的。

落葉會腐爛歸根，小鳥或蟲兒等生物會死亡，連樹木遲早也會枯萎。但新的落葉會堆積在腐敗的落葉上，小鳥或蟲子會繁衍下一代，樹木的新芽也會茁壯。

因此，眼睛所見得到的樹木雖然會不斷消長，但森林這個場卻是永遠的。實際上，我發現到，若是沒有採伐或森林火災等天災、人災，則森林這個場是永遠存在的。

同樣地，人體臟器也會因長期使用而疲勞、磨損；而場卻經常生出新的秩序而生氣蓬勃。

我們每天皆暴露在各種精神或肉體的壓力下，大概沒有一個人可倖免。即使如此，我們每天仍能充滿朝氣且活活潑潑地，這是因為身體中具有homeostasis（恆定性）的力量——可治癒壓力所造成的各種傷害。

在此，我請各位想一想：

承受壓力後，究竟是我們身體的哪個部位受到傷害？所謂「恆定性」這種自然具備的復原能力又位於何處呢？那既不是大腦、心臟或胃。

這些臟器可能變成了壓力累積的管道，是容易顯現出壓力的臟器；但承受壓力會產生異常，或儲備有復原能力的地方，這實際上是「場」。

各位應該知道壓力會造成胃潰瘍吧！這並不是任何壓力皆會直接作用到胃的粘膜上，而是壓力在生命場中產生扭曲，結果使抵抗力比其他臟器更弱的胃粘膜上引起血液變化，產生了胃潰瘍。

就算沒有特別服藥，只要從壓力中釋放出來，悠閒地生活，胃潰瘍就會自然痊癒。悠閒地生活可使場的扭曲消失掉，而場的秩序一恢復，潰瘍也就能不藥而癒了。這就是所謂自然治癒力。我們的場本來就具備了自然治癒力，它是恢復自我秩序的能力。

但是，絕大多數的人大概不會因為有胃潰瘍，就立刻停下工作，悠悠哉哉地渡日。此時，不得已只好服用減少胃酸，使胃粘膜的血流順暢的藥物，來補強不足的自然治癒力。此外，在悠閒生活之時，也最好併用藥物，以早日治癒疾病！

不僅是胃潰瘍。不管什麼疾病它們都是以相同的機制所產生，也要以相同的機制來治療。

預防癌症要由日常生活做起

癌症也不例外。所謂癌細胞，就是忽略整體秩序，獨自隨意增殖的細胞。這種秩序性的缺乏，讓我們體會出場的混亂。也就是說，本來在自然狀態下，通常會朝向秩序提高的方向進行的生命場性質卻突然越來越混亂，可預料最後將產生癌症。

所以，僅將獨自隨意為所欲為的癌細胞視為研究對象，是無法充分治療癌症的。必須要徹底矯正生命場的淆亂才是。

而且進一步在治療癌症的戰略中，每年更強調預防的重要性。所謂預防，除了改善生活方式以外，此外無它。

一般而言，像廢氣、添加致癌性物質的食物，或食品添加物、農藥、心理壓力等，在日常生活中包含了許多致癌的因素，所以，如果能在生活中將這些因素去除，不就可以預防癌症了嗎？

但是，仔細一想，雖然苯或亞硝基等化合物的致癌性物質會直接作用在平常細胞上，並將之改變成癌細胞，但心理壓力方面卻不含有致癌性物質。所以這時候只能想到是生命場的秩序混亂引發了癌症。而且，實際上一般認為：因場的秩序混亂而引發的癌症案例極多。

採用食品添加物時，即使看不出來其本身具有致癌性，但它卻可能將自然食物本來能提高場的秩序性之能力減弱，因此才導致癌症的發生。

採取上述觀點的話，則預防癌症就代表須由日常生活來維持場的秩序性。

而維持場的秩序性之方法，就是食物以及呼吸法。

癌症與呼吸法的關係

Namkai Norbu 這位現代西藏的聖者，最近出版了一本著作。其中活生生的表現了癌症與呼吸法的關係，所以我引用了以下的一節。

「——現代是以癌症為首，因能量的無秩序所導致的各種疾病蔓延的時代。根據西醫的一般的理論來針對各種病因，就可以建立假說。但是卻無法了解到其根本的原因。那是因為沒有辦法理解能量的作用所致。西藏的醫學對於這類疾病以藥物治療也無效之時，就利用真言修行來進行治療。所謂真言，是透過聲音及呼吸，以便對患者的能量產生影響，即可調整失去的平衡。此外，Yantra 瑜伽中，也包括了使能量的無秩序重返安定狀態的『體位』，『呼吸制御法』，及『意識集中法』。」（眉批者，Namkai Norbu 著的『Zokucken 教義』永澤哲譯，地湧社）

請各位將這段話中的能量改為「場」、Yautra 瑜伽改為「呼吸法」看看，大概就能充分了解癌症與呼吸法的關係了！

選擇何種呼吸法較好

前面曾經提過，呼吸法是氣功的一種。據說氣功大約有三千種。在這三千種之中，有關呼吸的方法從嚴格要求的方式，到呼吸上並沒有特別稱謂的方法為止，混雜了林林總總的方法。但是，即使是絲毫沒有提到呼吸的氣功，也並不代表就忽略了呼吸。像調息就明確地扮演了其功能。因此，最後所有的氣功就等於是呼吸法了。

如此一來，呼吸法實際上就具備了三千種。

無論呼吸法是採用什麼方式，它一律都是調整我們的生命場；而生命場的調整若是在癌症的預防與治療中扮演了莫大角色，則最後選擇任何方法都是一樣的。換言之，只要能確實加以實踐，呼吸法的種類就無關緊要了。

檢查呼吸法效果的實驗

實際上，我曾做過實驗調查。我在想，呼吸法提高生命場秩序性的事實難道不能被加以證實嗎？如果能經由實證，那麼應該就能得知哪種呼吸法較有效了。

試圖提高秩序性是因為全身的一致性降低，所以我們知道：只要測定呼吸法進行之前和之後的一致性，即可充分瞭解了。但要測定全身的一致性卻是不可能的事。於是，我想到：就算不能測出一致性，難道就不能測出反應某程度一致性的狀態之數值嗎？

當一致性呈低狀態時，即身體維持秩序的狀態會——

(1)基本生命力會提昇。

(2)可消除疲勞。

(3)保持著適度的緊張。

我立即假設出這三種狀態。

而且，我認為在呼吸法進行之前與之後做兩次測定時，若能確立此三個項目，則不難判定生命場的秩序性提高了。

但是，究竟要如何調查此三者的數值呢？我怎麼想，也想不出個所以然來。於是我立刻決定採取測定血中成分的簡單方法。

(1)是測定血中5—羥基色胺（Serotonin）之值，來反映基本的生命力。所謂「5—羥基色胺」是神經傳導物質的一種，此外，它也關係到消化管的作用及血液凝固等，是極微量，且發揮重要功能的物質。

(2)是測定血液中乳酸與焦葡萄酸之比，來顯示疲勞的程度。

(3)是測定副腎皮質賀爾蒙—醛甾酮（aldosterone），來顯示緊張的程度。

換言之，若實施呼吸法之後：

(1)5—羥基色胺上升。

(2)乳酸與蕉葡萄酸比下降。

(3)醛甾酮上升。

有了上述結果時，則呼吸法會使生命場秩序提高的假設即成立。

我將這種假設應用在各功法上。雖然功法有很多種，但我是針對我醫院道場裡所練習的功法而言，所以大約有十種左右吧！

其中包括有調和道氣功、放鬆功、八段錦、智能功、太極拳、郭林新氣功等。

結果，呼吸法的效果被充分證明。即使是沒有什麼動作的放鬆功，或動作很多的太極拳，幾乎看不出各功法有什麼不同。

但是，也不是全部都按照這個假設進行。沒有出現如假設的結果時，都是尚未熟練呼吸法的人。換言之，已經有好幾年經驗的人，幾乎都按照假設提高了生命場的秩序，就如預期的結果一般。但另一方面，練習日程尚淺的人，則多半無法如預期一樣。

這真是有趣的結果。表示沒有功法的優劣，只是熟練度的差異而已。

當然，這並不代表什麽，但有關癌症的呼吸法而言，我是不論方法的。就如富士山頂只有一個，但登山口卻有好幾個是一樣的。

只要一步步不斷地往上爬，總有一天會抵達山頂。但我認為還是有難行之道與易行之道。那是根據人的體力或性格來區分的，所以必須選擇適合自己的道路！

如前所述，調和道對初學者而言較容易學習，但若想更進一步涉獵者，以下則介紹幾種功法給各位！

①放鬆功

臀部坐於椅子前端。雙腳打開與肩同寬，膝蓋呈垂直。肩膀放鬆，雙手輕置於大腿上。背脊挺直，閉目、舌頭輕觸上腭。

想像身體前面有一條線，後面有一條線，左右側邊共有一條線，合計有三條線，並依由上而下的順序放鬆。例如：一想到左右邊的那條線，馬上就聯想到頭的側面。此時要吸氣。接著心裡念著「鬆」，想像頭的側面放鬆。日本語的「そーん（so—n）音，就是中國話的『鬆』字發音。『鬆』有鬆弛之意。而且，配合『鬆』字的發音，要慢慢的吐氣。

接著想像脖子的兩側，吸氣，默唸「鬆」，然後吐氣。以同樣的方式從雙肩、兩臂、兩肘、兩前臂、兩手掌、雙手、雙手手指……以如此的順序來放鬆。全部共有九處。當意念到達兩手手指之後，將意識集中在中指。約一分鐘左右。

接著是第二條線。由臉、喉、胸、腹、大腿、膝蓋、腳筋、腳踝至腳趾共九處。同樣加以放鬆，最後將意識集中在腳趾約一分鐘。

最後是第三條線。由頭頂、後腦、後頸部、背、大腿後側、膝蓋後側、小腿肚、腳踝至腳心共九處。最後，將意識集中在腳心一分鐘。

此三條線全部意念終了，將意識集中在臍下的丹田，請強烈的想像丹田這個空間，要稍微久一點，約三分鐘。此時呼吸原來並不那麼嚴格規定。但是，隨著「鬆」字而放鬆時，如果氣沒有一下吐盡，就無法完全的放鬆。

其目的是：以這樣的方式，將身體各部位逐一的放鬆，俟身體全部鬆弛後，將意識集中在丹田，所以不必刻意規定呼吸。因此只要自然的進行呼吸即可。

以我的情形而言，絕不會去意識到腹肌或橫隔膜在動，無論如何皆採逆腹式，最後再進行丹田呼吸。所謂逆腹式呼吸和普通的腹式呼吸相反，在吸氣時要縮腹，吐氣時讓腹部凸出，如此意念地進行呼吸。

因為這種方法只要坐著，一律不必活動手腳，因此男女老少皆能立刻學會。無論是心臟病、慢性肺疾、高血壓、腹部手術、膝蓋痛，只要採取坐姿，任誰都能做得來。

如果，實際上連那樣都做不到，而無法採取坐姿的話，則躺著也能做。因此，結果變成人人都可從事的氣功。

但其缺點是，表面看來只要靜靜的坐著，究竟做了些什麼，實在不可信賴。

②八段錦

所謂八段錦，是指八個動作，錦是珍貴的意思，所以這是由八個珍貴的動作組合而成的功法。

八段錦是一種動功，下半身是固定不動的，但不限場所，所以任何時地都可以做。而且動作並不複雜，因此老少咸宜。

在這些簡單的動作當中，也兼顧了經絡，實在稱得上是醫療氣功，而且其呼吸的方法，也是我最為讚賞的。

原則上，當手抬高或靠近身體時，要吸氣；手放下或遠離身體時，要吐氣。手的動作與呼吸要一致，只要做做看馬上就知道。而且吸氣吐氣都自然的進行，絕不會令人感到困難，這是它的優點。

此外，它手的動作較為複雜，而且稍不注意時呼吸就會亂掉，此乃其缺點，所以八段錦手部動作並不簡單。

八段錦中並沒有特別指定呼吸的方法，但我是採用逆腹式呼吸。而且意念要確實集中在丹田來進行呼吸法。在八個動作當中，多少有難易度的差別。而每個人都做得來的，大概是一段錦及三段錦吧！

（一段錦）雙腳打開與肩同寬，膝蓋微彎，肩膀放鬆，雙手自然下垂。把氣吐盡。雙手輕輕交叉於下腹部前面，一邊吸氣，一邊將手心向上舉。將手心舉至肩膀高時，再將手心反向朝下，一邊吐氣，一邊下降到肚臍的位子。

接著再吸氣，一邊將雙手向上舉，到達臉的前面時，將手心反轉向上繼續往上舉，到達頭上的最高處時，雙手充分伸直。此時兩脇充分抬高，膝蓋要放鬆。再一邊吐氣，慢慢將雙手放下。要感覺上半身的力氣一下子放掉。

（三段錦）兩腳打開與肩同寬，膝蓋也同樣放鬆。

兩手手心向上，一邊吸氣；一邊慢慢抬高。與肩同高時，手心要反轉朝下，一邊吐氣，一邊慢慢放下。到達心窩的高度時，首先將左手手心反轉朝外側向上抬高至頭頂上。同時將右手手心朝下舉至身體右側。此時一邊吸氣。當左脇充分伸直後，將左手沿身體左側放下。此時要慢慢吐氣。

接著再將手心向上，一邊吸氣，一邊抬高，然後換右手抬至頭頂上，重複相同的動作。

③郭林新氣功

這是女畫家郭林女士在自己罹患癌症時，利用傳統的氣功加上自己的心得，所編著的氣功。這種氣功雖然只有三十年的歷史，卻非常受到大眾歡迎。

它組合了各種方式。其功法的特徵在於：行功、亦即步行氣功，以及呼吸的方法。

讓我們來介紹一下代表性的中度風呼吸法自然行功。它是邊以「吸—吸—呼、吸—吸—呼」的方式來呼吸，一邊散步往前直行。手腕則左右自然擺動。

行走時讓腳跟先著地。例如：踏出左腳時，左腳腳跟首先會輕輕著地，將腳底的前半部自然立起，使身體重心移到左腳後，再將左腳腳底全部著地。接著右腳也一樣，如此交互跨步前進。

配合腳的步伐，使兩手擺動。左腳跨出，腳跟輕輕著地時，右手要揮向丹田之前，左手自然向後。當左腳腳底全部著地時，兩手也會向右揮出；右腳腳心著地時，則左手揮向丹田之前，右手向後。

每呼吸一次是二吸—一呼，當然步伐也要加以配合才行。當左腳跟著地時，要吸二次，臉朝前面。接著，踏出右腳跟著地時，則吐一次。此時，臉稍向右。

以這樣的方式，跨足、揮兩臂、二吸一呼為一組合，有節奏的前進。

其實最初如果沒有請人親自現場指導，光看書上這些招式，可能會覺得很難。但是稍微練習後，就能立刻牢記這中度風呼吸法自然行功了。在我醫院裡的患者，都能立刻學會，早晨三三五五在醫院的四周圍，以自然行功步行就是最好的證明。實際上，此功法極有韻律感，使人看來心情愉快。

何以郭林新氣功對預防及治療癌症有效，其理由是無法明確指出的。但其呼吸的方法確實相當獨特。在各種動作中，皆兼顧經絡。雖然不勝枚舉，但詳論其每一種動作，也是其它功法所具備的。

但是它的確有實際效果。據說其練功人數如今已達到一千萬人了。

④智能功

智能功是比郭林新氣功更新，而且其受歡迎程度更比郭林新氣功後來居上。

此功法的特色是舉凡呼吸的方法，或經絡，或體內的氣循環……皆無法涵蓋的。而且，其目標是要達成和宇宙或虛空形成一體。此氣功也最符合我所抱持的理論——即氣功可提高生命場的秩序性。

此功法也分為好幾種，但僅練習初級的捧氣貫頂法我認為也很好。它和八段錦一樣，都是站立原地不動。除了不移動，其動作也很簡單。一點兒都不難，因此老少咸宜。

首先兩腳併攏，自然站立。兩手臂伸向前面與肩膀同高，打開與肩同寬，手肘伸直，手腕彎曲，手心立起，且推向前方。從這狀態開始，以兩肩為軸，將雙手拉回再推向前面。慢慢地進行，拉回時要回憶遙遠而風光明媚的地方，然後再想像將新鮮的空氣吸入體內。手拉回時吸氣，推出時吐氣。

⑤安德爾•渥爾（Andreu Wile）博士的呼吸法

無論是端坐、單盤坐、一般的雙盤坐、坐椅子等皆可，坐姿自由。我認為主要是肩膀要放鬆，心窩處呈鬆弛狀態即可。

開始要邊數「一、二、三、四」，一邊由鼻子吸氣。然後數「一、二、三、四、五、六、七」摒住氣息。這時並不是停止動作的進行，而是去體會氣息逐漸地遍及全身每一個細胞。最後數「一、二、三、四、五、六、七、八」，由嘴巴慢慢吐氣。整套功法僅此而已，再簡易不過了。

安德爾•渥爾博士在穗高養生園端坐演習此呼吸法時，我曾有一面之緣。他確實地掌握了上虛下實，又身著紅色毛衣，就宛如達摩尊者。

博士將這套呼吸法拿來指導所有造訪他辦公室的患者。因為他認為要提高自然治癒力，非此呼吸法莫屬。因此無論患了什麼病，做了什麼治療，此呼吸法是絕對不可或缺的。

而且博士還說：當他與患者面對面一起演練呼吸法時，兩人就共同擁有了神聖的空間。換句話說，是兩人共同協力，才提高了共同所有的「場」之秩序性。

⑥調和道丹田呼吸法

就如我前面已經介紹了好幾次一樣，它創始於明治時代的藤田靈齋教授，是日本代表性的呼吸法。其中也包含了好幾種息法，但最重要是要能面對自己的丹田這個生命場，因此，只要選擇適合自己練習的功法即可。

但是，因為此功法安插了數種學習的方法，以便於做階段性的練習，想用它做為預防疾病或養身法的人，我認為剛開始應按照順序來練習較好。爾後，才可能有所取捨選擇。

此功法是由全員一起練習緩息、靜思、基本動作、小波浪息、中波浪息、大波浪息、屈伸息、大振息、反省及感謝。全部動作約三十分鐘左右即結束，對所有的人來講，這應該是很容易的。有關其進行方法，將在下一節為您做介紹。

以上簡單介紹了六種呼吸法。在下一節當中，我將就調和道丹田呼吸法做詳細的說明，以裨初學者也能容易學習。

但是我卻無法在此言及其它諸多呼吸法。首先，印度的瑜伽即付之闕如。因為我對瑜伽全然一無所知，很希望能閱讀專家的大作。

無論如何，其本質是唯一的。那就是提高生命場的秩序，以充分發揮自然治癒力。

⑵調和道呼吸法的秘訣

調和道丹田呼吸法的五種息法

發源於中國古代或印度古代的養生思潮，如今就像長江之流滔滔不絕。只要一見到這條大河流，就會令人內心膨湃不已，感到有某種巨大的夢想。而也正因此流，才約束了我們人類及地球的未來，不是嗎？

在這大河流之中，包含了瑜伽，甚至中國古代的氣功、八段錦、太極拳、調和道丹田呼吸法等。所以無論八段錦或太極拳、調和道丹田呼吸法，對我而言都是很好的功法，我並不特別強調其中的某一功法。

但如序章所提過的，根據我的經驗而言，調和道丹田呼吸法因為沒有手腳的動作，是一開始即可針對丹田的呼吸法，雖然其它的功法最後也是指向丹田，但本功法在初學之時，即可專注於此，這就是它能成為極致的呼吸法之緣由。

由於我本身接觸了調和道丹田呼吸法，使我無論練習八段錦、太極拳或以站樁功來站立，都較能容易的意識到丹田這空間。在調和道之中，首先要牢記腹形及動作，之後無論做什麼動作，都是從意識到丹田而開始的。

而且，理想習法的最高境界，是達到「完全息」，靠著實踐緩息、波浪息、屈伸息、大振息等息法，即可自然達於顛峰地展開學習的課程，這也是其一大特色。

所以，學習其它功法並學調和道呼吸法時，有時更可淸楚的體會出該功法的調息。因為調和道丹田呼吸法也是一種功法，若專門學習它，當然很好；但是若行有餘力者，我想特別推薦他並用其它功法學習。

這代表著：調和道可謂是使基本呼吸法變得簡明易學的極致體系。

基本姿勢

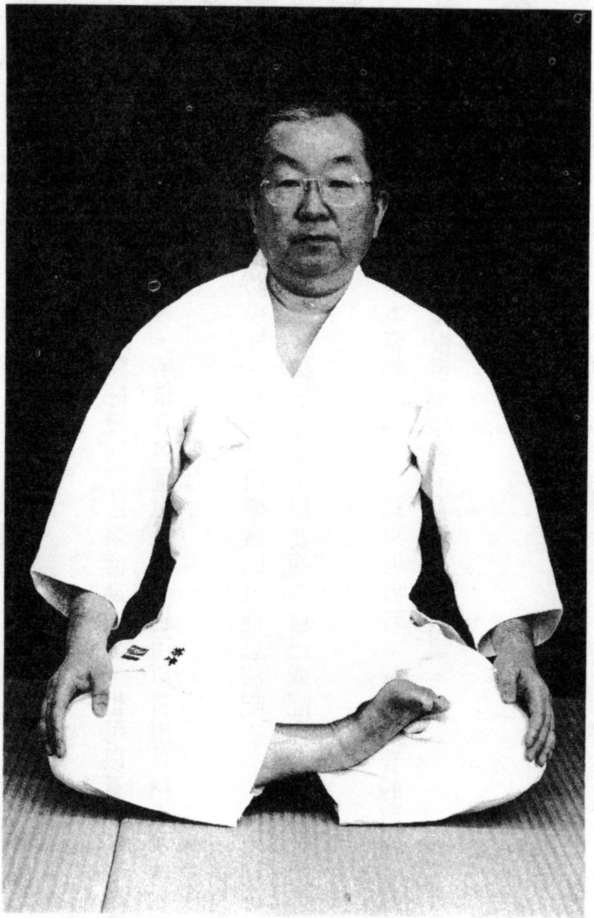

我是用單盤的，但姿勢可自由。請將肩膀放鬆。

其息法以完全息為理想，但最終目標則是創始者——藤田靈齋教授所定下的觀念息。所謂觀念息近似於瞑想，或者就是瞑想之意。當氣功透過各種動功，最後達到站樁功的一般的境界時，可能呼吸法最後就成了瞑想。

調和道是把觀念息視為最後階段，將好幾種息法組合為一套，也可以看成是一種功法；但各種息法因為形成如「套匣」一般，所以在各種息法中，也可以看出其納入了調和道丹田呼吸法的全部精髓。

現在我就來介紹其中用來預防癌症、且立刻可學會的五種息法吧！

全部一律採取端坐、單盤、或坐在椅子上等，只要適合自己或配合時地的姿勢即可。另外，呼吸時請用鼻子呼吸。

在此，我們立刻由下一頁的基本姿勢開始，一起來做做看。請參照我的照片。剛開始可能做得不好，但沒關係，只要耐心慢慢重複練習，必定會有效果。

①緩息

肩膀放鬆，重心置於臍下，背脊挺直。

以稍微往上伸的感覺，吸一口氣。此時只要很自然的進行即可充分了解。擴胸、腹部稍微凹下，但表面看來並不明顯，主要的是你的態度。

時間停留個二、三秒。

接著將肩膀進一步放鬆，將已經提起的上半身朝骨盤方向下沈的感覺，由鼻子吐氣。

這時也持續二、三秒。

若上腹部正好形成像手風琴的風箱一般，則一度拉長的風箱若想再度蜷縮起來時，就必須使上半身充分放鬆才行。

接著一邊吐氣，然後想像上半身的氣、血、水皆流向丹田。

此時，可清楚的意識到丹田的這個空間。

第二次也是以同樣的方式，吸氣、吐氣。

第三次吸氣時相同，但吐氣時上半身稍微前傾。雖然是以四十五度左右為基準，但此處並沒有特別規定，只要以自己最舒服的角度即可。

經四、五秒，慢慢進行。

緩息是呼吸法的精髓。只要有這個功法，其它息法幾乎可忽略。它甚至可媲美白隱禪師

<緩 息>

正面

①

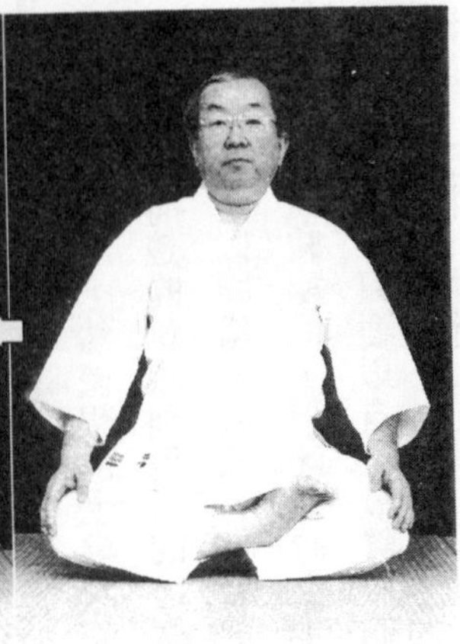

上半身往上提，慢慢吸氣。

②

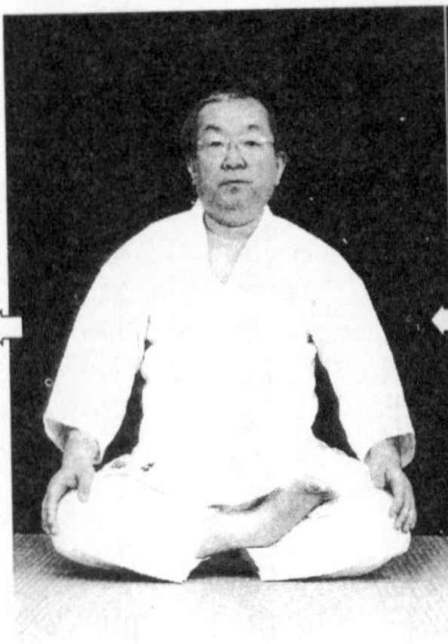

將上腹部力量放鬆，慢慢吐氣。

側面

①

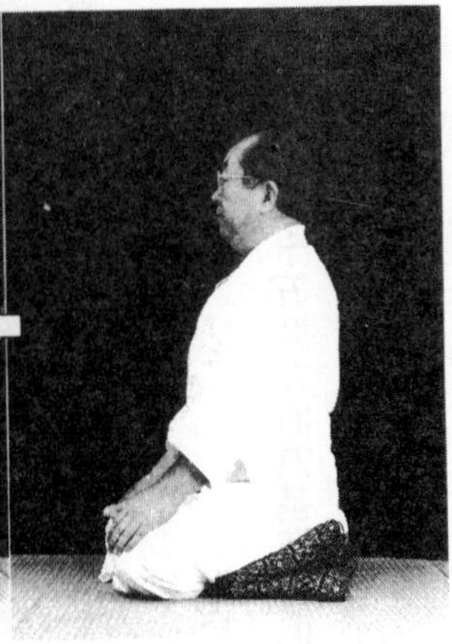

②

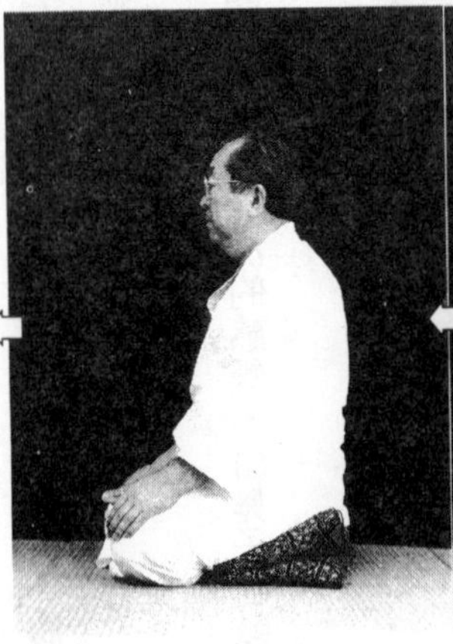

緩息是呼吸法的精髓

五種基本息法①

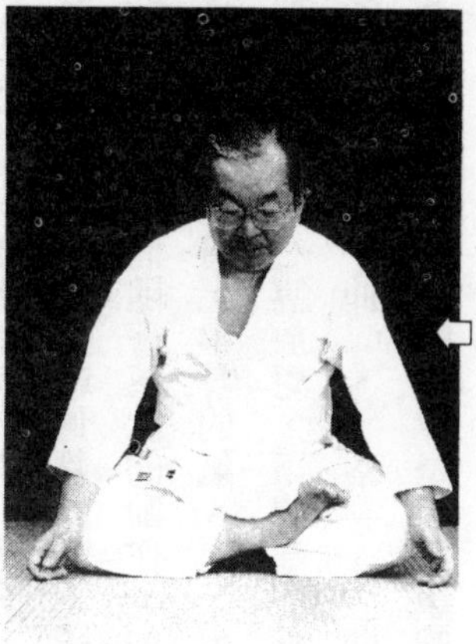

③

一邊吐氣，一邊將上半身往前傾。

③

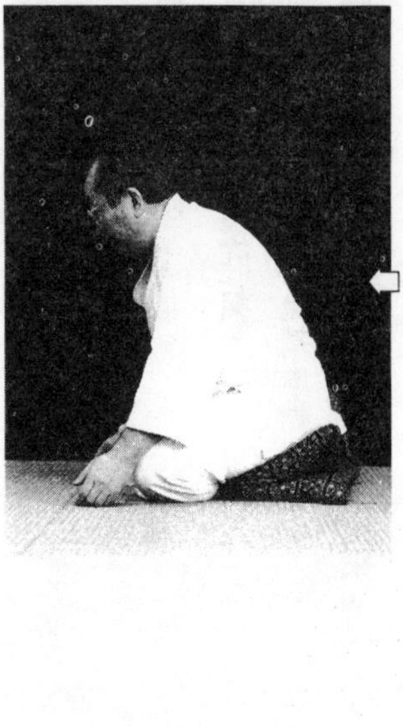

從基本姿勢開始做起，肩膀放鬆，身體往上提、吸氣（①）。使上腹部充分放鬆，慢慢吐氣。感覺上半身的氣、血、水流向丹田（②）。

將①與②組為一套，反覆做三次。

第三次一邊吐氣，一邊將上半身放鬆，並往前傾（③）。從這個狀態再移往下一個『基本動作』。

的內觀法，實在讓人難以忘懷它隨時隨地都可做的優點。

②基本動作

緩息中第三次呼氣時，將上半身前傾，吐完氣後，再將上半身慢慢抬起。

此時，不必特別去體會吸氣的感覺，因為一旦吐完氣後，上半身即會伴隨著抬高動作，就會自然吸氣了。

接著，緩息的吸氣要領是一邊挺直上半身一邊吸氣。

胸部要擴張，腹部稍微放鬆凹下去。

心窩放鬆，將上半身朝骨盤方一下子往下沈。

此時不吐氣，而隨著下沈的動作，去感覺氣由鼻子漏出。這就稱為「漏氣」。

接著，去感覺將上半身的氣、血、水一下子集中到丹田。

然後，意識到心窩放鬆，下腹部往前凸，使上半身往前曲，一邊吐氣。

以上「起」、「伸」、「落」、「曲」、的四個動作為一組，就稱為基本動作。

要掌握這四個動作的韻律是很簡單的。只要把肩膀的力量放鬆，任誰都能馬上做出來。

＜基本動作＞

正面

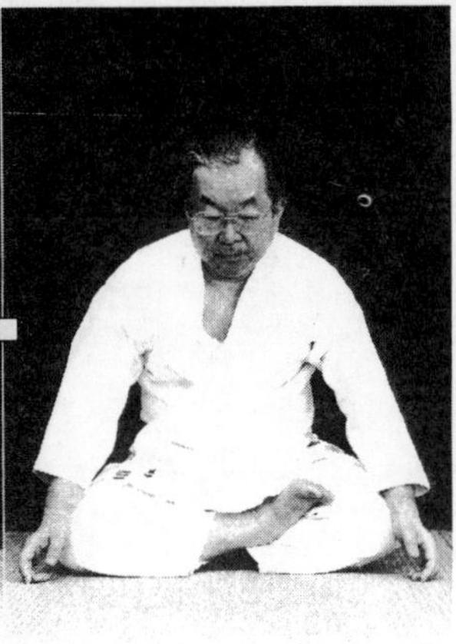

①

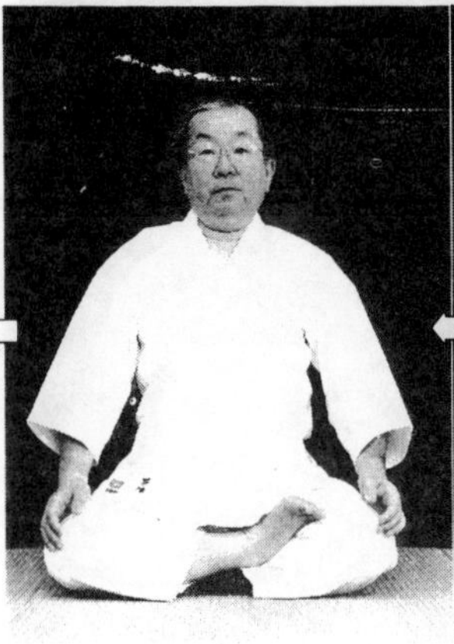

②

〔起〕
由緩息的前傾姿勢開始，慢慢抬起上半身。

〔伸〕
伸直上半身，接著慢慢吸氣。

側面

①

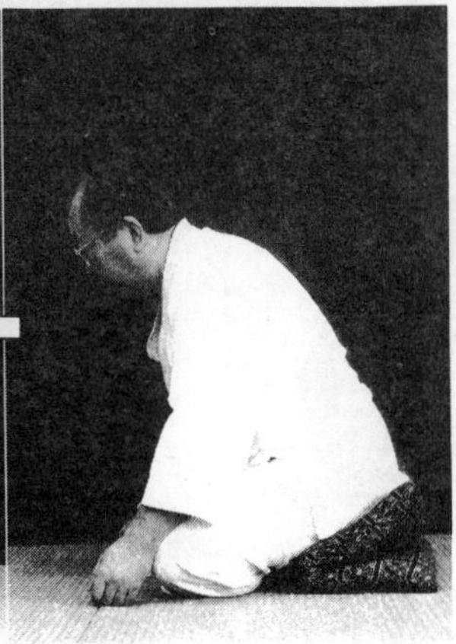

②

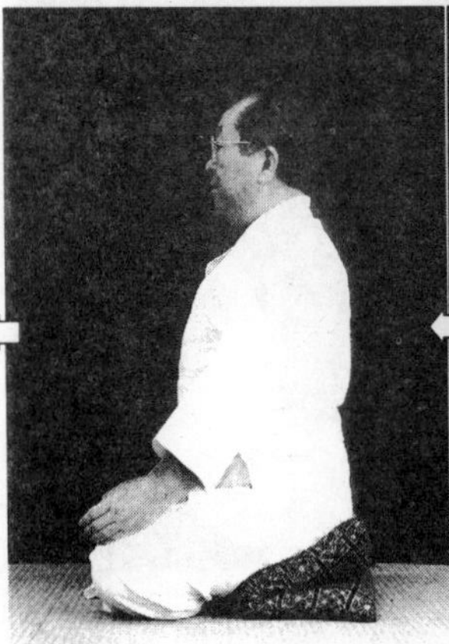

肩膀放鬆，掌握韻律。主要是不必刻意。

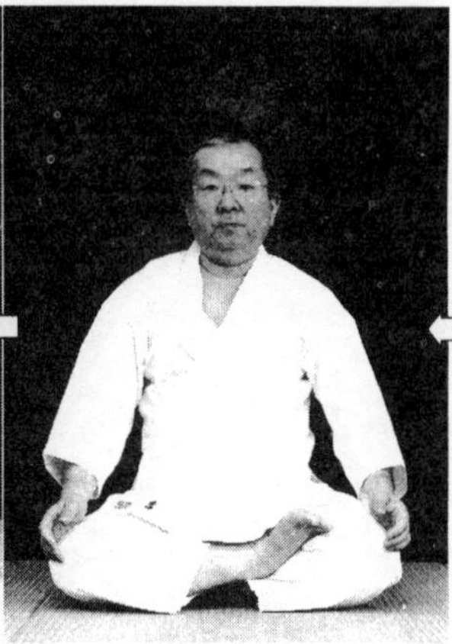

③

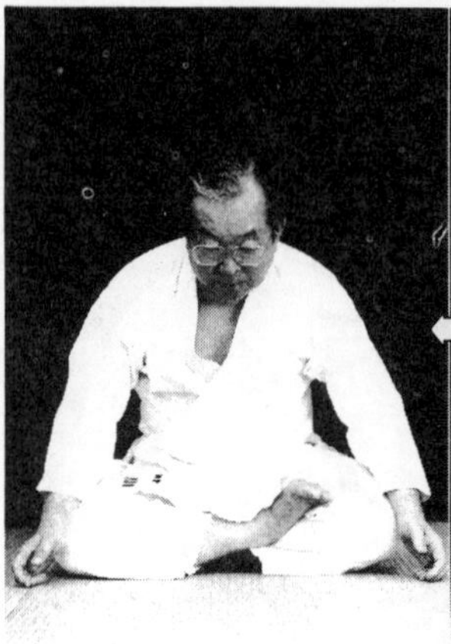

④

〔落〕
放鬆心窩處，使氣落丹田。

③

〔曲〕
感覺下腹部往前凸出，一邊彎下上半身，一邊吐氣。

④

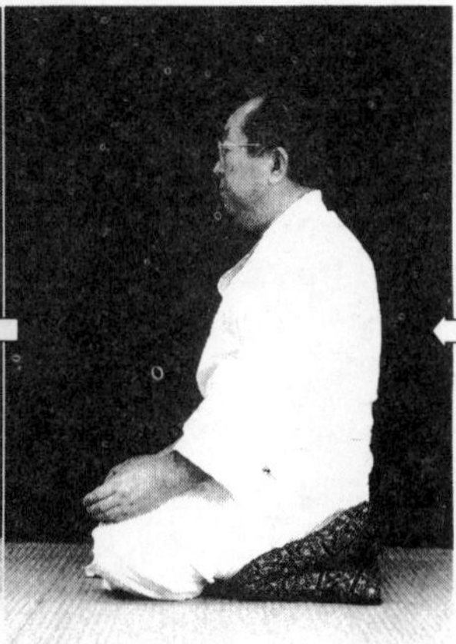

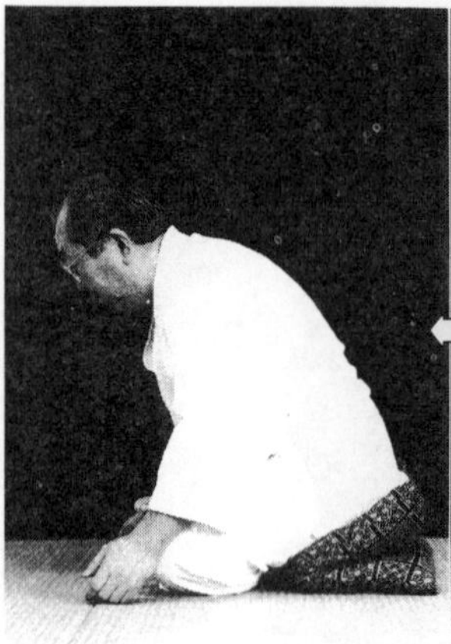

五種基本息法②

而且，掌握了其韻律之後，肩膀也就能自然放鬆，心窩也容易鬆弛。

主要是不必刻意的練習。

③小波浪息

右手心按在心窩，左手心按在下腹部，連續而平順地進行基本動作。

緩息時，因上半身往前倒並吐氣；故「起」時，鼻子就會自然吸氣，並提高上半身。

「落」時，心窩會放鬆。此時以右手心加以確認。

「曲」時，邊吐氣邊把上半身往前彎。角度略小於四十五度。

令心窩處凹陷下去，右手心貼在上面。

因為心窩處的腹肌會鬆弛，這時並不是以手心壓迫它，請勿混淆。

在基本動作「起」「伸」「落」「曲」上，不必清楚劃分出來。

要感覺「一、二、三、四」時吸氣，「五、六、七、八、九、十」吐氣。

一般而言是緩息做一次，小波浪息做十二次，最後再重複做一次緩息。

＜小波浪息＞

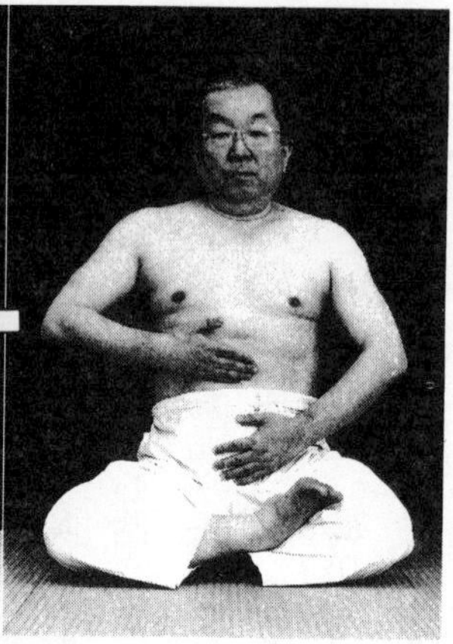

①

右手貼在心窩，左手貼在丹田處，慢慢吸氣。

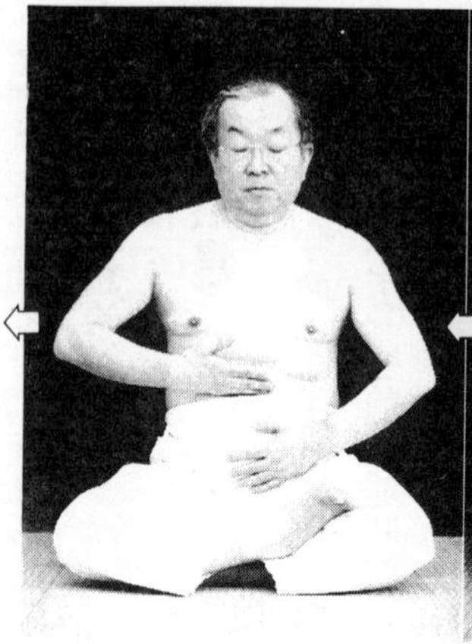

②

慢慢吐氣，一邊將身體往前傾。

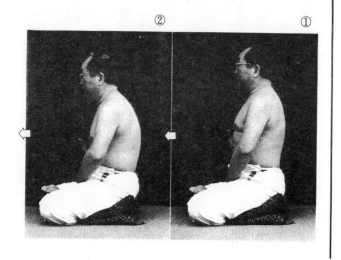

①

②

五種基本息法③

使基本動作更加流利

一邊用右手心來確認心窩的鬆弛狀態，左手心確認丹田是否充實，再一邊流利地實施基本動作，而非用手心壓住腹部。緩息時，要從吐氣的狀態開始做「起」「伸」「落」的動作，數一、二、三、四並吸氣（①）。

再數五、六、七、八、九、十並吐氣。身體前傾時要稍小於45度（②③）。做了十二次小波浪息後再重複做緩息。

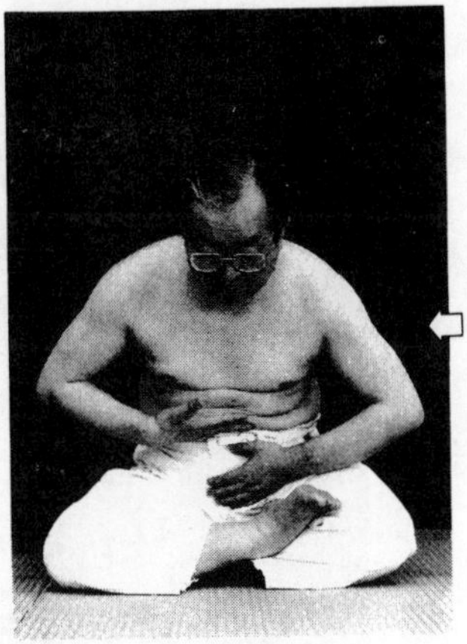

③

③前傾要小於45度即可，雙手始終貼著。

③

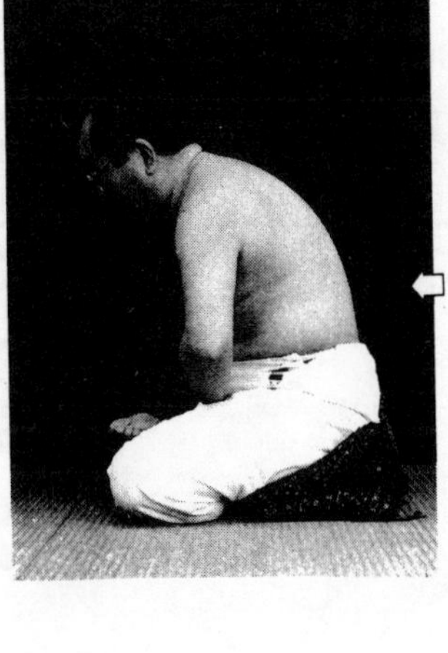

小波浪息——吸氣時的腹部

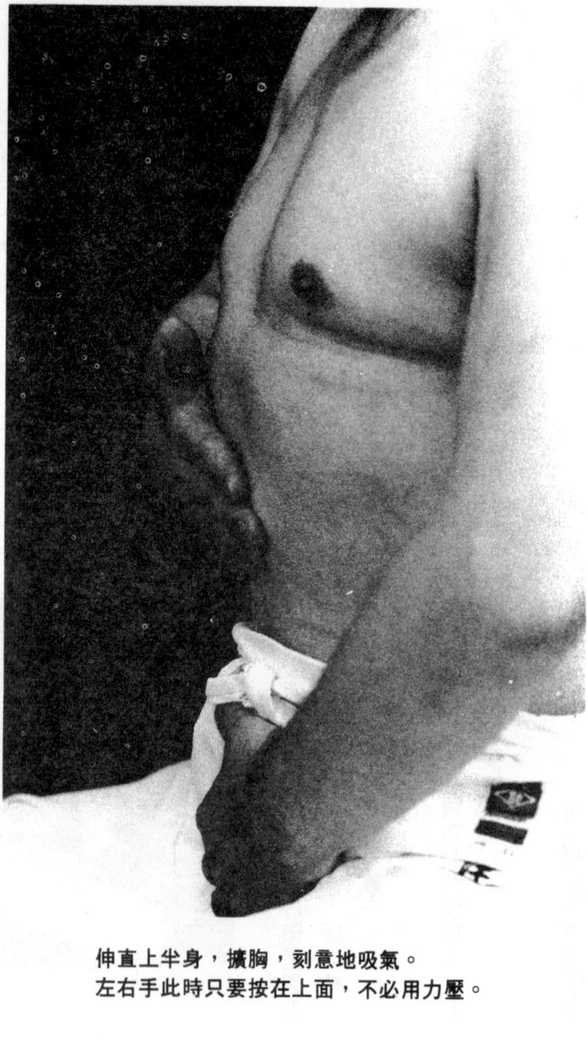

伸直上半身，擴胸，刻意地吸氣。
左右手此時只要按在上面，不必用力壓。

小波浪息——吐氣時的腹部

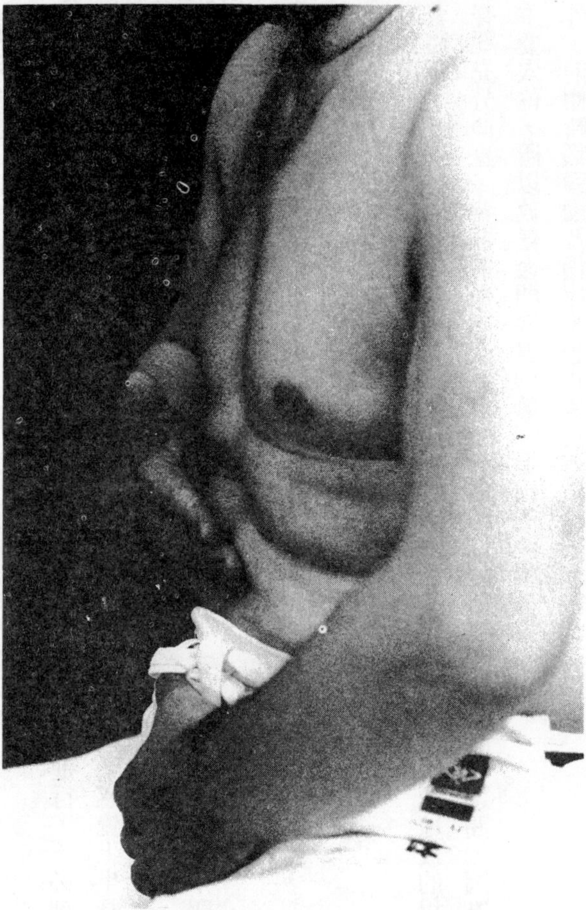

肩膀力量放鬆，用右手心來確認心窩鬆弛，且一邊吐氣。
此時並以左手來確認丹田充實。

④屈伸息

由緩息吐氣的前傾狀態開始，將上半身慢慢提起。此時呼吸自然進行，不必刻意去做。數「一、二、三、四、五、六、七、八」，一點一點慢慢地吸氣，感覺上半身稍微往上伸，最後將胸部左右充分擴張，大大吸一口氣。

再數「一、二、三、四、五、六、七、八、九、十、十一、十二、十三、十四、十五、十六」，慢慢吐氣。

要領是：首先由肩膀朝下將上半身的氣、血、水隨著呼氣一併下降的感覺，並放鬆。最後使上半身呈陷入一般，將心窩充分放鬆，下腹呈突出的形狀。

此時，下腹也隨著緩慢的呼吸而越來越往前突出。

接著將下半身保持原狀，上半身往前傾。並傾倒至前額觸及榻榻米或地板的程度。

背脊要充分伸直，背部的命門穴要放鬆。命門位於第二及第三腰椎之間，因為屬「氣」出入的重要穴位，所以放鬆命門穴對「氣」進出的流暢極富意義。

另外，前傾時額頭觸及榻榻米也正等於佛教的五體投地。

以「緩息——屈伸息——緩息——屈伸息……」地，每一次要將屈伸息做個三～六次左右可能較適合。

無論呼氣或吸氣都要拉長氣息，但剛開始千萬不要勉強。若一口氣無法持續下去，請中途再吸氣。

我自己都有附加手的動作，但屈伸息無論有沒有附帶手的動作都無所謂。附加手部動作時，要一邊吸氣一邊像畫弧線一般，使手部做圓孤形地擴張，並充分擴張胸部。吐氣時，要一邊感覺上半身的氣納丹田，接著將手心往下蓋伸向地板。

希望各位模倣照片來做。

重要的是呼吸和丹田的充實。

＜屈伸息＞

正面

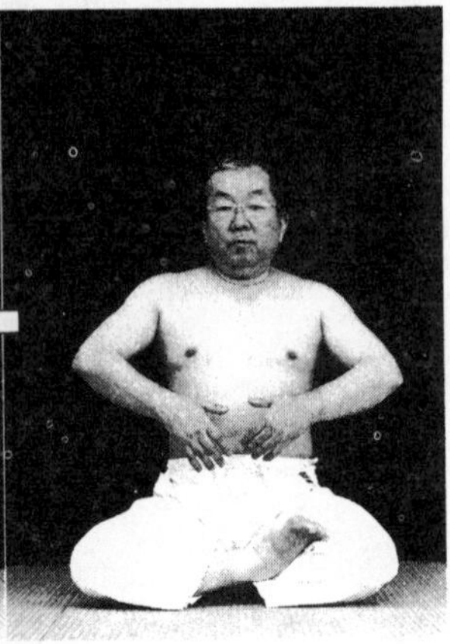

①

數一、二、三、四，慢慢吸氣，將上半身逐漸伸長。

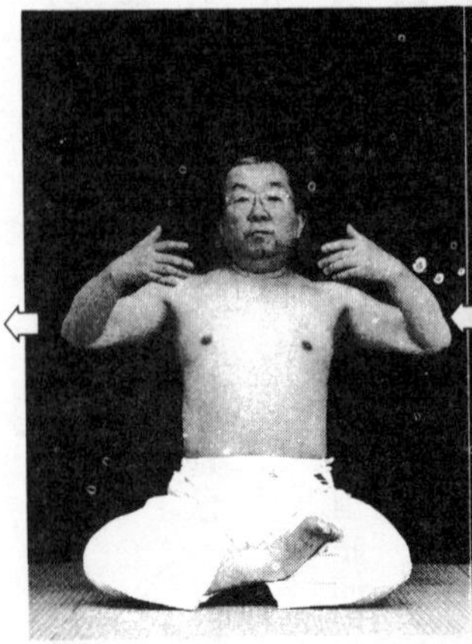

②

數五、六時，胸部要左右充分擴張。數七、八，再大大地吸一口氣。

側面

①

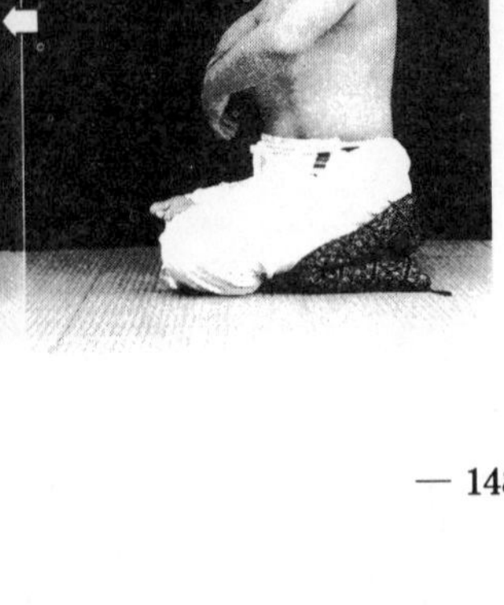

②

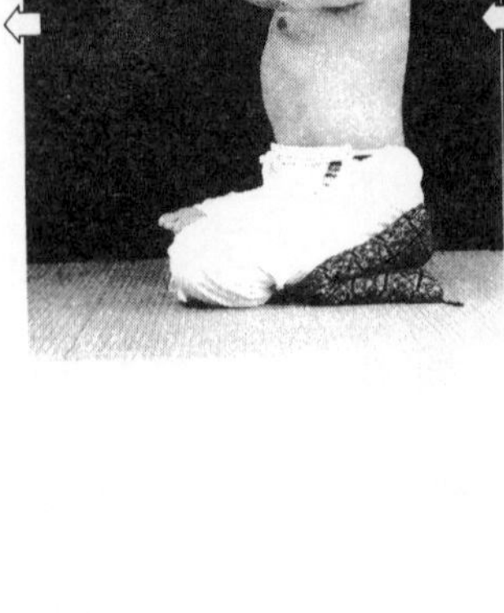

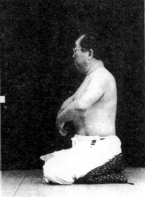

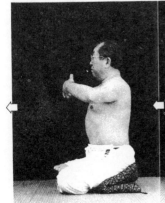

此息法的呼吸要慢慢進行

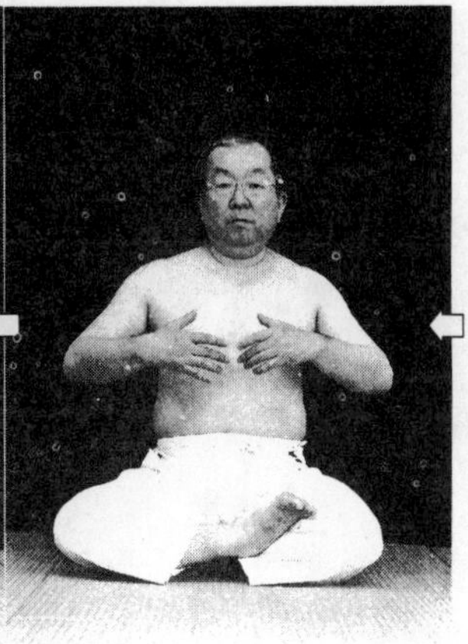

③

心窩處鬆弛，再慢慢吐氣。從一數到十六。

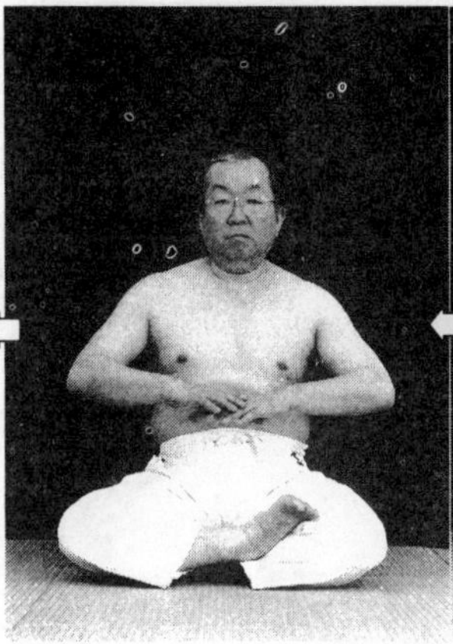

④

吐氣時，下腹呈突出狀態。

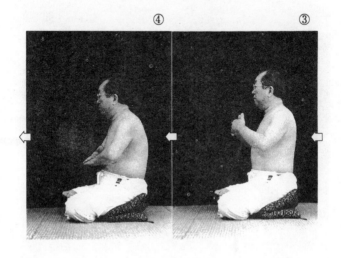

③

④

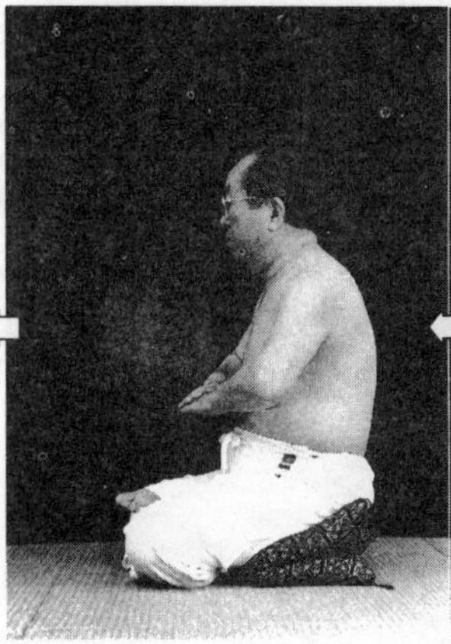

正面

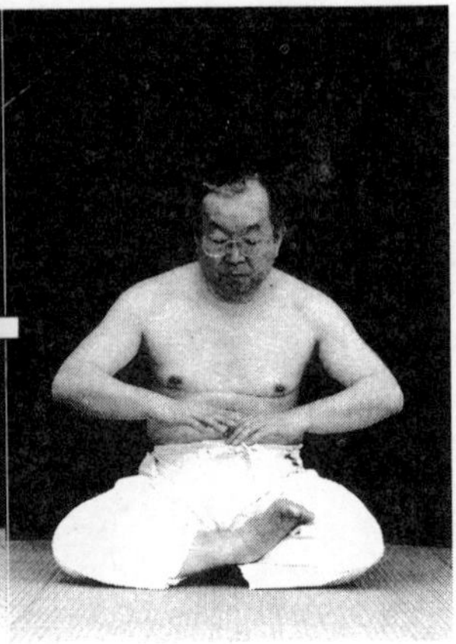

⑤

下半身維持原狀，上半身開始往前傾。

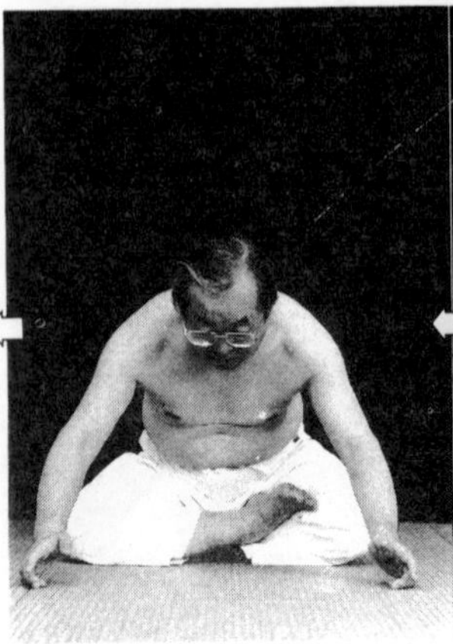

⑥

背脊充分伸直，額頭往前倒觸及地板。

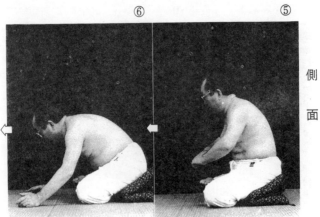

側面

⑤

⑥

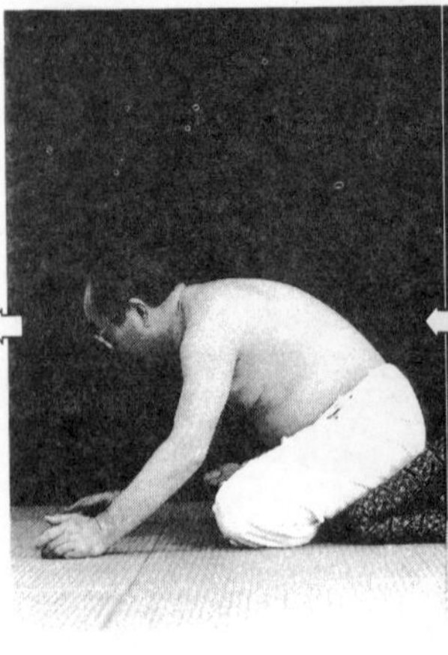

與「五體投地」有異曲同工之妙的屈伸息

五種基本息法④

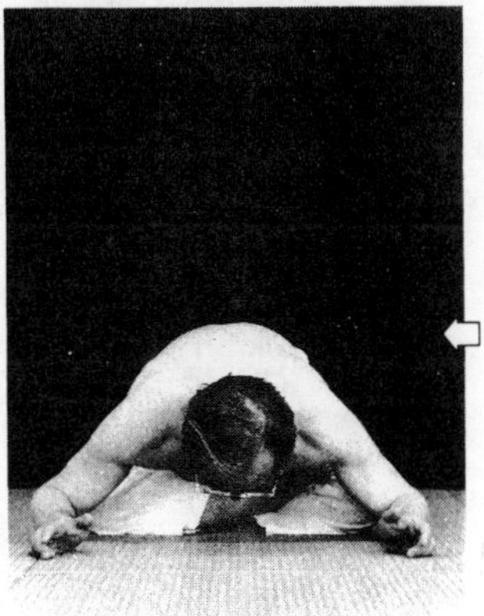

⑦

去感覺命門穴，並加以放鬆

⑦

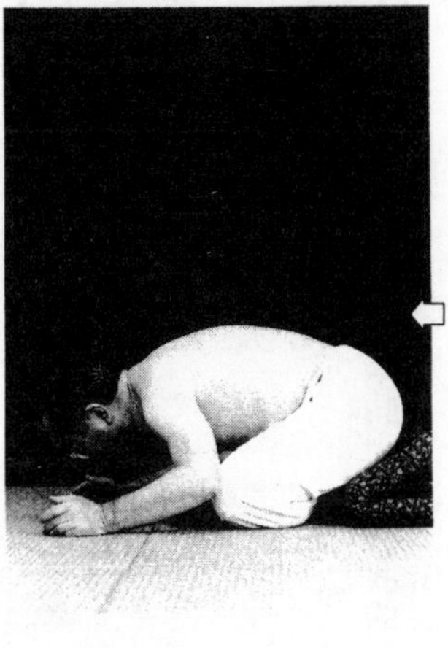

屈伸息與小波浪息相同，由緩息時吐氣後的前傾姿勢開始做起。首先將上半身慢慢抬起。當身體抬高後，再慢慢吸氣（①）。最後大大地吸一口氣（②）。然後在吸氣雙倍的時間慢慢吐氣（③）。心窩處充分放鬆，下腹往前突出（④）。下半身要維持原狀，將上半身往前倒（⑤⑥）。額頭要觸及地板，並感覺腰椎的命門穴放鬆（⑦）。

⑤三呼一吸

這是前調和道協會會長——村木弘昌教授所發明的方法。此方法是「斯！」地吸一口氣，再「呼！呼！呼！」地吐三次氣。以吸！呼！呼！呼！的韻律配合每一個動作。

例如一邊以大步伐行走時，如果配合三呼一吸，則一定可以韻律地行走。

村木弘昌教授就常以此種方式來步行。若能將氣功或呼吸法完全融入日常生活當中是最理想的，而村木教授已正如此躬身力行。

練劍就很合乎三呼一吸。

揮起木劍時吸氣；木劍往下揮時則吐氣。也就是說，剛開始要往上揮要吸氣，再「呼！」地吐氣並往下揮。

接著再往上揮時，不吸氣。摒住氣息。再一邊吐氣往下揮。

第三次上揮時也要摒住氣息。一邊吐氣，再一邊往下揮。如此形成三呼一吸。

實際上，若沒有手持木劍，而僅僅揮空舞劍也可以。

我發覺這種三呼一吸可能在調心方面欠缺了些什麼，但把它做為氣功考量時，正合我的興趣，尤其它只要確實地吐氣三次，其他則可心無旁騖地進行，此點令我感到具有某種「禪」的意味。

而且，不刻意地吐氣時，一致性也被降低了，這不是更為有效嗎？所以，我常認為：三呼一吸在維持健康方面，可能是極為有效的方法。

而證據就是：在調和道協會的研習會上，八十幾歲的老者比比皆是。普通只要超過八十歲以上就不太練習困難度高的功法了，所以大家皆以三呼一吸為主。

此外，雖然它在調心方面有所欠缺，但是大家若能像村木教授一樣將三呼一吸融入行住坐臥的日常生活中，這才是最上乘的氣功。

<三呼一吸>

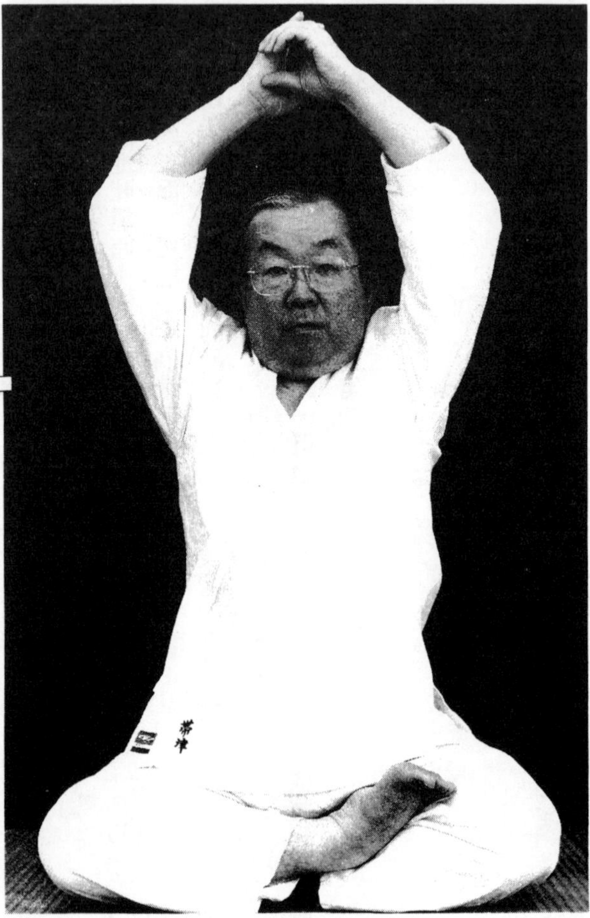

正面

雙手慢慢往上揮，一邊大口地吸氣。

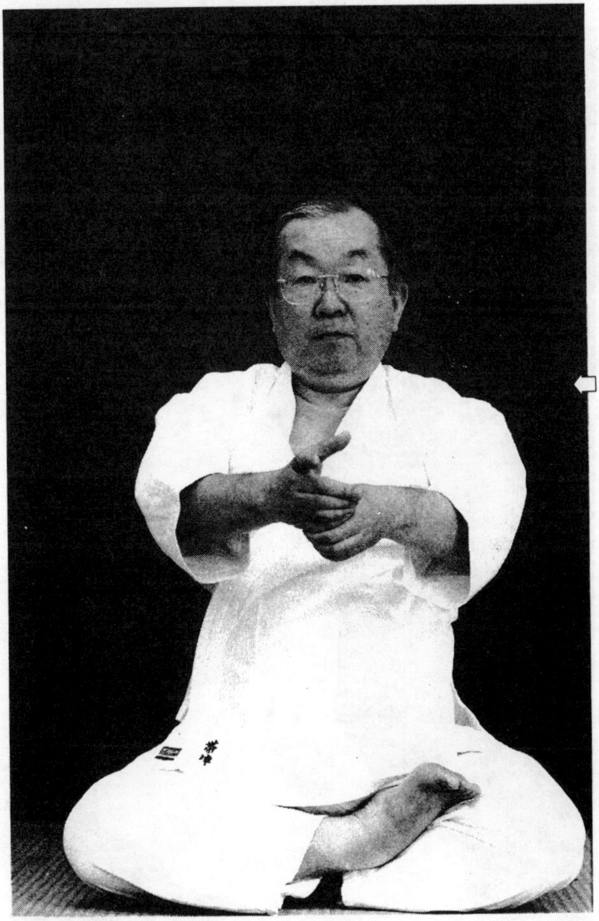

一邊往下揮一邊呼氣。接著不吸氣再第二次往下揮，吐氣時要配合空手揮劍。

側面

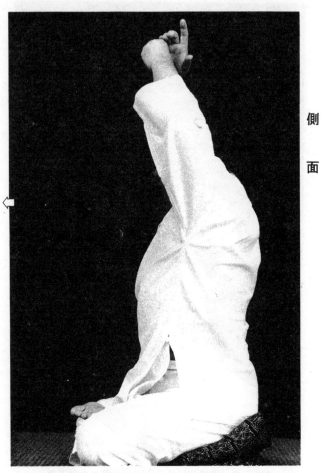

背脊用力伸直，擴胸並吸氣。

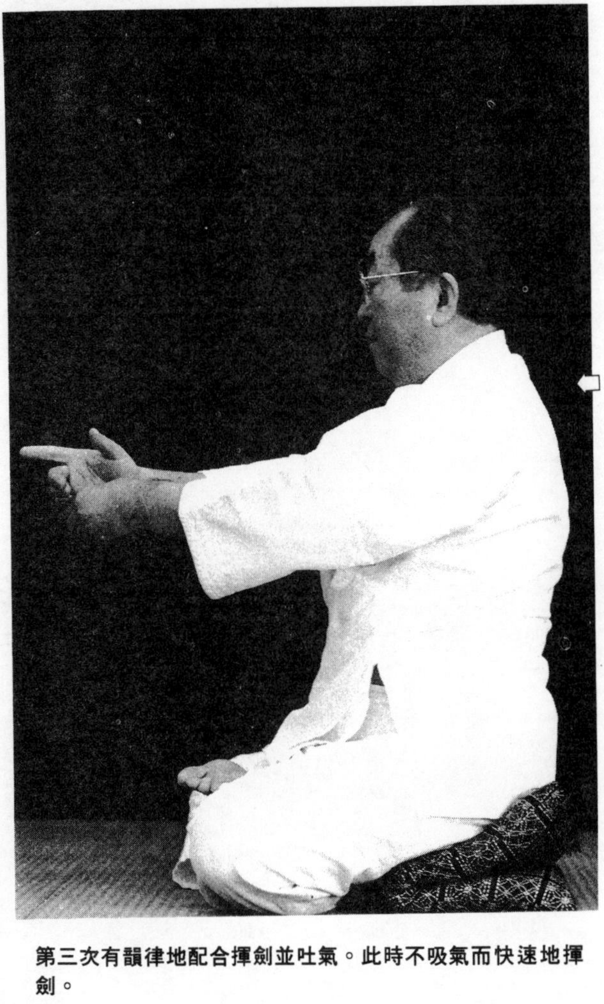

五種基本息法⑤

第三次有韻律地配合揮劍並吐氣。此時不吸氣而快速地揮劍。

第五章 癌症治療與中國醫學的可能性

——「空間」科學解開了自然治癒力之謎

⑴東西方醫學合而為一的一日

希波克拉底與扁鵲不可思議的不謀而合

前面已經提過：近代西方醫學克服了感染症等各種臟器的疾患，對人類平均壽命的延長具有貢獻；而且，源自冷空間的扭曲所產生的疾病，如今正成為其極待解決的問題。而注意到空間或生命場、來矯正其扭曲以治療病痛的，才是中國醫學。

雖然如此，這原來雖名之為西方醫學或東方醫學，但一開始的時候卻幾乎是同一件事。如果把它武斷地改稱西醫或中醫，則毫無必要。

最初，無論西方或東方都是巫醫之學。「巫」即是巫醫醫學。因為他們認為疾病是惡魔在作祟，所以當然治療時就要除魔了。

其間，就慢慢將疾病與惡魔的觀念區分開來，稍微客觀地觀察人體。這就是經驗醫學的發軔。所謂經驗醫學是相對於持有理論的體系醫學，代表理論尚未發達而累積重重經驗的醫學。

經驗醫學的誕生，無論東、西方，大約都在西元前四〇〇年左右，真是不可思議。

而西方的名醫代表是希波克拉底，東方的名醫代表則扁鵲。

希波克拉底認為有所謂的「聖靈（精氣）」，即是生命根本的能量來源。

他認為：聖靈充滿了宇宙，由於其作用，使我們體內的血液、粘液、黑膽汁、黃膽汁等四種體液以適當量維持調和其循環，這就是健康。所以，當其分量成比例，循環產生某種問題時，就是罹患疾病。

另一方面，提到扁鵲時，他也同樣提出「氣」的概念來做為生命的根本物質。而且他認為由於「氣」的作用，才使體內「氣」「血」「水」這三種體液般的物質循環。

而且，當氣、血、水的分量產生過度不足，或循環停滯時，就是生病了。所以相對於希波克拉底的四種體液，扁鵲則主張三種，雖有不同，但在生命、健康、疾病上的主張，則東西方幾乎是共通的。

同時，無論是「聖靈」或「氣」，這兩者都不僅只存在於我們體內，而是遍布於宇宙當中。此點又不謀而合，真是不可思議。對於將宇宙或體內共同存在的物質視為生命的根本之觀念，無論從任何角度來看，都是「場」的觀念。

減低身體空間的一致性

這種東西醫學的一致並非交流而來，而是偶然的或人類智慧的發達所致。

換言之，就和莊子一書中庖丁解牛的故事一樣，其發軔是由最初的經驗醫學將人體做概略性觀察而視為一體所開始的。這大概是將眼睛瞇成一條縫隙來模糊地觀察，才發現人體中的肉眼所見不到的空間。而且可能同時也發現到這空間與大自然相連。

所以，希波克拉底主張以新鮮的空氣，消化良好的飲食，充分的睡眠，做為預防或治療疾病的基本項目。

扁鵲也尋求與大自然調和，重視夏天要過得像夏天，冬天要像冬天。

另外，在疾病的治療上，東西方也相同。它們都主張要進行深吸呼、流汗、小便、下痢，偶爾要放血將體內的血液抽出一定量……等，尤其它們都注重排泄。

有關排泄，在先前已經提過了，它會減低空間的一致性。所以在西元四百年左右的醫學，無論東西方都是像庖丁解牛一般，是粗略觀察到整體的醫學，是空間的醫學，是一致性的醫學。

實際上，當我們疲勞時，打個大哈欠或深呼吸，即能消除疲勞；若是在炎熱的季節，罹患食物中毒或感冒之類的疾病時，就到蔭涼的地方休息；寒冷的季節，則到暖和的地方休息，並給他容易消化的食物。

罹患重病時，則選擇草根或樹皮讓患者食用，以利排尿或出汗，來治療疾病。

古代中國的外科手術

中國早在這個時代，就已經會使用針灸，而西洋也會切開患部，擠出膿。不過，當時也並非沒有割開腹部的外科手術，而在中國則保留了俞跗這位謎樣的外科醫師的記載。

無論是痲醉或消毒的技術都尚未發明的這個時代，當時卻能夠切開腹部，究竟能夠施予何種程度的醫術，實令人有莫大的疑問。

因闌尾炎而闌尾破裂，若要由外導出積在腹腔部的膿，或施行取出膽結石這般程度的手術時；或者上述的手術都可能辦得到，但要切除胃癌，或將胃及十二指腸加以連接，這般高超的技術，則是令人無從想像的。所以，當時平均的治療效果應該不是那麼好才對！

有趣的是扁鵲曾將自己的醫術自比俞跗的外科手術，並將之貶為下等的醫術。扁鵲的醫術多少具有某些超能力，雖然他連一根手指頭都沒有觸及患者的身體，只要由遠方觀察，就能做出判斷了。這與現在實施外氣功的氣功師，利用透視來診斷極為相似。

研究空間的中國醫學

這樣的經驗醫學，大約持續了五百年。五百年中所累積的經驗，應該是非常了不起的！當經驗一豐富，也就會加以理論化，發展為體系醫學，這是必然的。

在中國早有了最適當的理論，早在戰國時代就形成了「陰陽五行學說」。所謂陰陽學說，就是將世界上所有的事物，都分為兩極對立的因子。例如：太陽與月亮、日與夜、男與女……等等，將各種事物以兩極化的因子關係來說明的學說。

陰陽也好，五行也好，這些都是用來觀察事物關係的方法，而其間的關係就存在於物與物之間的空間，所以也是注重空間的學說。

木、火、土、金、水的基本關係中有相生與相剋。也就是說，木生火，火生土。或者是木育火，也可以看做木是火之母。

另一方面，有關相剋的關係，則是木→土→水→火→金→木。木會抑制土，使其不至於功能過大。土也同樣會抑制水。

將這種關係配合到醫學上，就形成木＝肝臟、火＝心臟、土＝脾臟、金＝肺臟、水＝腎臟。所以心臟之母為木，抑制心臟的作用者為腎臟。

因此，中醫在診斷心臟功能較差的患者時，會連想到其母之肝臟是否也不太好，或抑制心臟的腎臟是否過強，而連同其它臟器也一併診察。

如此根據陰陽五行學說，將概略性診察整體的醫學予以體系化，則是『皇帝內經』這本書。接著再進一步承受其理論，將治療醫學加以體系化的是張仲景所著的『傷寒論』。

『傷寒論』的水準極高，即使在現在，其理論在臨床上也十分通用。所以中國醫學在西元前一五〇年左右，已經是屬於涵概整體的醫學了，因此可謂是更上一層樓地進到觀察空間的醫學。而且已有八成左右接近完成的地步。

也就是說，它是由概略性觀察整體的醫學開始，沒有進到觀察部分的醫學，而邁入觀察空間的醫學。

推向解剖的西洋醫學

提到西洋醫學時，這一方面將五百年的經驗加以體系化的情況，也十分的盛行，但西方尚無陰陽五行一般架構充分的理論。

於是，便由概略性的觀察整體的醫學邁入觀察部分的醫學。也就是說它開始觀察到體內。

考慮到這些時，我們會覺得這是理所當然的。據說人體內流著黃色膽汁及黑色的膽汁，剛開始的時候，也許會毫無異議的相信它，但五百年後就會懷疑這是否是真的，而想要觀察體內來確定一下，這不是極其自然的嗎？

於是就開始了解剖學。

其代表就是羅馬時代聲望極高的名醫——蓋瑞諾斯（西元一三一～二〇一年）。蓋瑞諾斯出身於希臘，據說是繼希波克拉底以來的名醫。他最受到推崇的功績大概是發起解剖學及實驗生理學的開端吧！

所以，西醫最初當然也就發展為剖開動物身體的解剖學、生理學。

一旦能觀察到身體當中，也就使人興致勃勃。因為所見都是全新的事物，因此這也難怪。於是繼希波克拉底以來，概略性觀察整體的態度也就全部被擱置一旁，完全朝向觀察部分的醫學既往直追。

但是，雖然是做部分的觀察，腎臟不好就取出腎臟，僅用肉眼來看，所能了解的事物畢竟有限。所以蓋瑞諾斯所觀察到的事物，以現代的眼光來看，則與現實有相當大的脫節。此點也與中國同時代的「傷寒論」大異其趣。

換言之，中國方面在概略性觀察整體的醫學上，又加上觀察空間的醫學。所以以概略性觀察整體的醫學而言，達到相當高的水準也是必然的。因此，目前在客觀性方面雖仍有爭議，但「傷寒論」中的醫學如今仍能直接被拿來使用。

話雖如此，如果要把腎臟取下而僅用肉眼來觀察的話，則利用顯微鏡就更為先進了。觀察臟器的醫學，此時也隨著觀察方式的開發而進步了。

無論是顯微鏡、X光、或分析血液成分的儀器等都是如此，也就是說它受到物理學或化學、生物學等位於醫學周邊的科學——即周邊科學的支援而進步了。所以，西方醫學是科學的，也就理所當然了。

東西方醫學合而為一的一天

如此這般，西方醫學進步到觀察部分的醫學，已經發展到了盡頭，到達幾乎完成的領域。目前它已經發展到將疾病視為遺傳因子的問題，也將臟器的移植發展到人工臟器，使之實用化。

所以，如同庖丁解牛的故事一樣，預料西洋醫學未來也將進展到全部用空間來觀察的醫學。而實際上，在包含免疫學在內的基礎醫學領域裡，似乎已經注意到細胞與細胞之間的空間了。

另一方面，即使是中國醫學，也不能始終抱持著陰陽五行學說。雖然我認為陰陽五行學說的中心的確掌握了真實，是十分了不起的學問，但無論如何，這並非科學，所以在真實的邊緣存在著相當的牽強。

在歷史上這樣的批評也出現過好幾次，以從事西洋醫學的人來看，這反應出極端的不科學。但是，正由於陰陽五行學說具有真實性，才使得中國醫學三千的傳統，得以發揚光大。也許在不久的將來，會有現代科學取代陰陽五行學說、而協助中國的一天來到。如此一來，過去概略性觀察到的空間，將能夠更為仔細的被了解。

由於如此，從概略性的觀察整體的醫學，進步到觀察部分的醫學，而達於巔峰時總算更上一層樓的跨入觀察空間的西洋醫學；以及由概略性的觀察整體的醫學，跳過觀察部分的醫學，而邁入以概略性觀察空間的醫學時代甚長的中國醫學，這兩者合而為一的一天，也許將要來臨了。

這麼一來，無論是西方、或東方，都不必再將這兩者加以區分。在希波克拉底與扁鵲的時代，以同一種醫學為出發點的東西方醫學潮流，到了蓋瑞諾斯與張仲景的時代，雖然一分為二；但如今，又將合而為一了。這使我不得不感到歷史的必然性。

(2)中國醫學與癌症治療

迅速普及化的中藥

前面已經提過，中國醫學方面有「中藥」及「針灸」等治療醫學，及「食物養生」和「

氣功」的養生醫學，共有四大類。

在此，將就日本醫療現場中，中國醫學的現狀及其可能性，尤其是與癌症治療的關係做一探討。首先是「中藥」。

這已完全遍及於日本醫學當中。因為提煉劑適用於健康保險上乃是一大原因，此點無庸置疑。但無論如何，一般人大約都已經對中藥的效用有了深刻的認識。

在我醫院開張的一九八二年左右時，中藥尚未這般地普及，會要求用中藥來治療慢性疾病的患者仍嫌少數。而且在醫師之間，也有不少人認為中藥無效而加以排斥。

後來，中藥迅速地普及起來。起先，有肝炎及風濕、氣喘等患者期待用中藥治療而到我這兒來。

但三、四年前，一般人都還無法接受用中藥來治療癌症。所以，偶爾雖然有癌症患者來尋求中藥，但一被問及「主治醫師怎麼說的？」他們一定回答：「主治醫師說中藥那種東西對癌症是沒有效的。」

但最近在大醫院的癌症專科醫師之間，對中藥刮目相看的人也增加了不少。來我這兒的患者，也越來越多人拿著醫師的介紹函。

相反地，在癌症以外的疾病方面，中藥普及的情形卻異常地蓬勃。在全國各地，不管哪一家醫院都備有提煉劑中藥。

這真是日本醫療界可喜可賀的事情，但這絕不是充分瞭解了東西方醫學的本質後，才造成的普及。一般的情形而言，連醫師都還處於用西醫的概念來使用中藥的階段裡。

他們多半傾向於將原本用來矯正空間扭曲的中藥，拿來使用在治療臟器上。肝炎就處方小柴胡湯，感冒就是葛根湯。當然，這種方式雖然對許多情況效果良好，但無效的情形也不少。

中藥在癌症治療上的課題

使用中藥時，診斷患者要投與何種藥就稱為「辨證」。因為辨「證」的關係，而使「證」得以明確化。所謂「證」，即是患者的空間，或生命場扭曲出現於表象上。例如「熱證」或「寒證」這種判斷基準即是其中之一。

所謂「熱證」，是人的生命場，熱異常旺盛的情形；而「寒證」則指人的「生命場」中，熱異常不足的狀態。

此外，尚有分為「實證」與「虛證」的方式。

「實證」是指生命場中的某種物理量——即此處所言及的「氣」過剩，而動彈不得的狀態。「虛證」是指「氣」量不足，生命力降低，元氣不足的狀態。

例如胃痛被診斷為「熱證」時，就使用作用於胃、且去除體內熱、矯正生命場扭曲的藥劑。例如：「調胃承氣場」或「黃連解毒湯」。

相反地，若是「寒證」，則以「人參湯」或「安中散」來補熱。因此，以胃病而言，它與西洋醫學的用藥方法，是大異其趣的。

但是，最令人傷腦筋的就是「辨證」，目前它尚未被客觀地確立。辨「證」就是根據臉色或舌頭的狀態，脈搏的情形來判斷；但由這些地方所獲得的訊息未必就傳遞了生命場所有的訊息。不僅如此，可能也只代表極小部分而已。

此外，雖判斷出臉色紅潤或蒼白，舌苔黃或黑，但因為無法將它如血液檢查GOT為五十六一般地加以數量化，也會因診察者不同而判斷多少產生了差異。

在中國，經驗豐富而優秀的中醫師被稱為「老中醫」，而受到尊敬。因為老中醫無論診斷或技術都很準確，所以疑難雜症也能立刻妙手回春。只要用中藥就能消除直徑達五公分的肺癌，是一點兒都不稀奇的。

但也並非全然如此。有時別的肺癌患者給同一位老中醫診治，卻全然無效。

我認為在治療癌症的領域裡，中藥也隱藏了無限的可能性；但實現其可能性時，最大的障礙便是辨證上的非客觀性與非重現性吧！

所以在未來的醫學上，將辨證中納入現代科學的實證，提出高客觀性是很重要的。而且，在這樣做以前，必須要先倚重現代科學之力來解明生命場的本質吧！

具有無限可能性的針灸

「針灸學」也發現了生命場的扭曲現象，因為它是矯正生命場的方法，原理方面與中藥並無不同，但針灸中的「經絡」卻佔有重要地位。

「經絡」是自古所設定的體內「氣」的循環路線。最初，大概是由日常生活的體驗所得來。

例如胃絞痛時，指壓足三里的穴道，就發現疼痛消失了。接著又發現按壓足三里上面一點，也有相同的效果，於是完成了經絡的模式。

一般認為以指壓有療效，則針刺大概有效，或者灸也許更具效果，因而產生經絡地圖般的架構，發明了針灸醫學。

但是，這也令人困擾的是：經絡無法被現代醫學所掌握。即使做極細微的解剖，也無法瞭解。因為經絡是屬於眼睛所看不到的生命場。

它是連絡內臟與內臟，或內臟與皮膚表面的通路，在各種溝通上扮演著重大角色。

因此，經絡在生命場中網羅密布，發揮精巧的作用。也許還有尚未發現的路徑，但現在針灸臨床上主要使用的是十二正經加上任督二脈兩奇經，共十四經。

在針灸方面，它發展出某種疾病就刺激某處經絡即可的基本治療體系，而且，再一邊觀察脈搏等狀況，來找出該位患者的生命場異常，才配合進行治療。

它是以肉眼見不到的經絡為對象，所以缺乏客觀性及再現性，此點與中藥相同。此外它們隱藏了無限可能性之處，也是同樣的。有朝一日，當經絡被解明清楚時，可能會被拿來當做生命場的治療法，開創出嶄新的世界。

無論如何，首創經絡概念的古代中國人應該早就發現人體當中的生命場了吧！在某種意義上，我能體會到極大的夢想。

「食」是將大地之「氣」攝入體內的方式

接著是「食物養生」。

一提起中國的食物養生，馬上就令人聯想到藥膳。所謂藥膳，像：鹿肉或鱉整個下去熬燉等，在各方面多半都具有強壯的效用。所以，它適於無精力，即所謂虛證的人；但對精力旺盛的人則幾乎毫無效果，只能用來當做珍饈罷了。實際上，在中國大陸的大學或醫院裡，都附設製作藥膳以招待賓客的餐廳，我就曾被邀請過好幾次。

就我所知，那些都是用來宴客，倒不是用來治療或預防疾病的。因為首先，那些油膩的菜餚就不適合虛證的人食用！

中國的食物養生其實就是在調整生命場，他們是利用這種方式來預防或治療疾病。而生命場的異常狀況，每個人各有不同，可謂千差萬別。

因此，沒有適用於任何人、萬人皆可的食物養生。中藥的情形也一樣，它是以「證」來為患者生命場的異常下判斷，再讓他們食用合證的藥膳。

換句話說，「熱證」的人要讓他吃解熱的食物，如：豆腐、番茄、西瓜等，「寒證」的人要吃有溫補作用的食品，如：肉類，紅蘿蔔、甘藷等。

因為生命場的狀況時有變化，不一定一直吃同樣的食物最好。而且將食物的性質逐一記在腦海中也很難，因此我發現若採取最大公因數，任誰都適合的某種共通狀況的話，即使隨後稍微偏離了軌道也無妨。

在最大公因數的共通項目中，最重要的是：食物是將「氣」由大地攝入體內的有力手段。

在我們的體內具有承自雙親的「先天之氣」。接著由呼吸及食物，將「後天之氣」攝入體內，以保持健康。如果各位沒有忘記食物是將大地之「氣」攝入體內的手段，則每個人自己將會知道什麼樣的食物對身體較好。

首先，是當今盛產食物，夏季時，大地會賜與適於夏日的食物。番茄、小黃瓜、西瓜……即是如此；秋天則是米或蕃藷，冬天是白菜、蘿蔔；這些都是當今盛產的大地贈與。當今食物依舊是最好的。

這也意味著，故鄉所出產的東西最適於自己。雖然有所謂的產地直銷等，人在東京，也能吃到北海道的珍饈，但這絕非好現象。

我的友人——上海中醫藥大學附屬龍華醫院的吳銀根院長，曾經告訴我說：他在幾年前曾經離開故鄉上海，而到四川省的醫院去接任院長。剛到四川時，他對四川料理那種獨特的辛辣無法適應，而食不下嚥；但是在朝夕當中，不知不覺間竟習慣了。

後來，他又轉任回到上海。最初，他只揀辛辣的東西吃；但是大概是他回憶起上海的風土吧！於是不知道什麼時間開始，他又像原來一般地討厭辛辣食品，喜歡上平常所熟悉的上海菜了。我回憶起吳院長當時笑著對我說：「味覺真是取決於土地！」

這番話正代表食物是如何與我們周遭自然的場，及我們的生命場互相地連結在一起。

無法期待有戲劇性速效的氣功

最後談到「氣功」。

在日本醫療當中所無法納入的四種中國醫學，其中以本項推其首。我認為那是氣功所具有的特殊性質所造成的。

首先第一，氣功是自己本人實行的，並不採取像中藥或針灸一般，由他人施療的形態。因此，很難納入現行的健康保險制度之下。

而且，像中藥或針灸只要施療一次，或多或少一定會出現效果。當然，若診斷出錯的話，有時候就無效；但多半的場合中，無論如何皆可期待有某些效果。

但是，只施療一次氣功，或由本人自己練習時，卻不能清楚產生了什麽效果。雖然可能改善自覺症狀，但血液狀態卻不見得好轉。

大致上，氣功若沒有經過某程度的練習，無法掌握訣竅時，則多半不會呈現出效果。所謂「某程度」，也是按照學習者所下的功夫。因此不能一概而論。如果治療效果是無法被期待的，更遑論醫療了，因此，要從何處著手以作為醫療行為是相當困難的。

在我的醫院當中，以氣功來做治療的手段已佔了明顯的地位，但因為上述理由，卻不加以收費。

此外，以患者的立場而言，每天雖然拼命練習，但氣功究竟是否真能治癒自己的疾病呢？這種不安偶爾難道不會閃過他的腦際？

牙痛時，只要服下鎮痛劑，疼痛則可消失。所以鎮痛劑是相當有效的治療法。

支氣管炎時，只要服用抗生素的錠劑，或接受注射，也必能痊癒。所以患者對抗生素的信賴堅信不移的。

但氣功的效果卻是見不到的，因此相當麻煩。因為不知要依循何種方式鑑定，因此偶爾會感到不安。雖然如此，它產生效果時卻可以清楚得知，所以患者就會慢慢開始認真地練習。當血液檢查的數據改善，或肺部的陰影變小等，的確是相當大的鼓舞。

清晨四點獨自練氣功的七十歲癌症患者

七十歲的Y男士，大約兩年前在其他醫院裡接受了直腸癌手術，且在他的腹部裝了人工肛門。手術後經過一年左右時，原有的肛門部分，即會陰部出現了疼痛。經CT（超音波掃描）的結果，得知原骨盤中直腸部位有癌症再度復發。該處的疼痛越來越強烈。除了服用止痛藥以外，並沒有確切的治療法，因此，他到我這邊來，看看是否能有什麼好辦法。

我立刻為他處方中藥及丸山疫苗，維他命C等點滴等數種，開始先由門診看起。他每天則花單程一小時左右上醫院。不久，疼痛減輕了不少，但到醫院來卻相當麻煩，因此他住院繼續進行治療。

住院後他也開始練氣功。一開始，他並沒有立刻嘗試任何氣功，經他自我考量之後，決定針對站樁功及郭林新氣功來練習。開始練氣功以後，先前的疼痛感幾乎消失了。雖然並沒有完全消失，但經常會忘了他的病痛。

他認為這就是氣功給予他的幫助，遂漸漸熱衷起來。就算感冒發燒也不休息。其中有幾次令我震驚。

有一天清晨大約四點左右，我到醫院外面去拿早報。因為當時已經到了十一月，外面一片漆黑。因為稍感寒冷，在我取了報紙、想要立刻返回時，卻嚇一了一大跳。在那黑暗之中，正悄悄地站了一個人。我在驚訝之餘，立刻就看出那是Y先生。他默默站著練習站樁功，連見到我也不笑一下。我也不發一語地回到了大門口。

另一次，仍然是清晨六點半左右，那時正是我驅車出勤，回到醫院附近的時候。Y先生以頭戴帽，攜手提袋姿態面朝富士山，步行在田間小道。當時他正睥睨著富士山正面，以郭林新氣功前行。看也不看我的車子一眼。這一次也令我感到驚訝。

想到這裡才發覺，至少在我醫院裡的患者，似乎有不少因病況惡化而中止氣功的練習。像Y先生的例子而言，即使沒有體力，在天還沒亮的大清早到郊外去練氣功，他就在床邊練郭林新氣功；或僅能躺在病床上時，他就做做只動手指的指氣功。

無論如何，我認為要將自己所練的氣功納入日本的醫療制度中，其制度上的問題仍要費一段時間，但氣功被大衆採納為健康法，目前似乎正在確實地普及當中。真是令人可喜的現象。

外氣功納入醫療的可能性

另外，氣功當中包含了所謂外氣功。如各位所知，這就是指氣功專家把雙手貼近患者身體上方，以手掌心發「氣」，來治療患者的疾病之方式。

它的確具有某程度的效果，但目前「氣」的真相尚未被清楚瞭解，所以無法將氣功師手掌心所發出的定義為「氣」。因此，外氣功要編入日常醫療當中，也須等到自己練的氣功納入醫療體系之後吧！

但是，例外地，我也練起了外氣功。但我只對無法自己練氣功的人施行，想必定有效果。其中，患者共同指稱的感覺就是，被施予外氣功之後，會覺得極端舒暢。

僅僅這樣做，也算是正式的醫療。但是，我的觀念並非認為我從自己的手掌發「氣」；而是將患者的生命場與我的生命場的空間加以重疊，且合而為一，來治療患者的生命場。也因此，我必須經常調整自己的生命場，而不能隨意施行外氣功。

不管「氣」的本質是否受到解明，我認為這種形式的治療法在不久的將來，必須要納入醫療當中。

(3)呼吸法可按摩丹田

經絡是氣在人體循環的通道

如前節所述，經絡與「氣」同樣，都是目前無法證實、肉眼見不到的存在，若要給予中國醫學輝煌的成果相當的評價，則其存在是不容加以否定的。

經絡可能是肉眼所見不到的生命場情報網中，被經驗地捕捉到的珍貴線索。

經絡好比「氣」的循環通道一般，就如國道一號線有起點和終點。例如：以肺經為例。肺經的起點在腹腔的胃一帶。其一端朝下連接大腸，而後返回上方，經胃的賁門部，出於食道左側，通過橫隔膜，入胸部達肺。再由肺朝喉頭方向前行，橫向在肩膀前的中府穴出於皮膚表面。

之後由上臂內側朝前臂內側往下，經拇指腹的魚際穴，至拇指內側端的少商穴。少商即是肺經的終點。

肺經主要用於治療呼吸系統疾病。例如，在治療支氣管炎的咳嗽或支氣管氣喘等時，即指壓循經兩臂內側的肺經，或施灸魚際。

如此，一般人會把行經體表的部分當做是經絡，但多半會忘了體內部分的經絡。但是，十二經中其另一端皆注入於體內。而體內則分為收藏腦部的顱腔，裝有心臟與肺臟的胸腔，及裝胃或肝臟等的腹腔共三個體腔。

而且十二經中除膀胱經，有十一經貫穿了橫隔膜。

此十二經與體腔及橫隔膜的關係在呼吸上，具有極重要的意義。

人體是由圓形、三角形、四角形容器所堆積起來

東方呼吸法的目的是在調整我們的生命場，謀求「質」的水準提高，因此吐氣比吸氣來得重要，此點先前已提過了。

吐氣也有許多方式。慢慢吐，或「呼！呼！」地快吐等，有很多吐氣的方式，但最重要

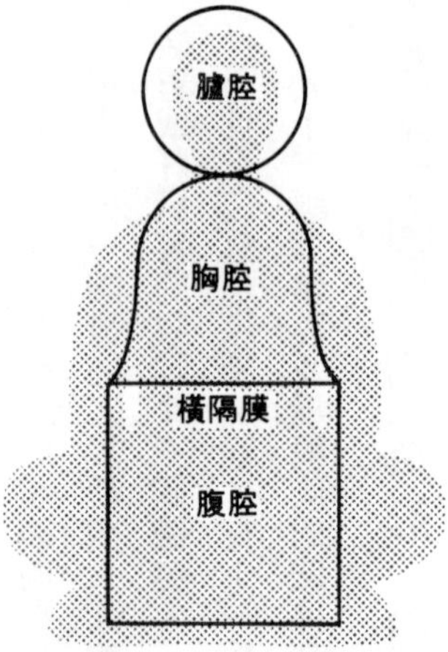

人體是由三大「空間」所組成

的是集中精神來吐氣。

為了達到確實地吐氣，僅使用胸肌是不夠的。必須要採用大大地活動到橫隔膜及腰肌的腹式呼吸才行。

我們腰部的上邊是橫隔膜，底下是骨盤，前方與左右壁是腹肌群，後壁是背骨，如此形成了箱子般的空間。此箱子的上方承載了鐘形的胸腔。更上方則承載了球形的臚腔。

所以，我們身體由上而下依序由圓形、鐘形、四角形的容器重疊而成（如圖）。而且，此三容器大體上皆予以間隔，形成獨立的空間。並透過其間隔來互相傳遞各個空間的壓力。

圓形與鐘形之間是經由頸動脈或頸靜脈的血流，及脊髓液來傳遞壓力。而鐘形與四角形之間，自然就依靠橫隔膜了。

而且，此三個容器的內壓適切地保持在平衡之上，對健康的維持是很重要的；其中的壓力也並非靜止不變，而是隨著呼吸做韻律地改變，這也是極重要的。

為了要能確實地呼氣，則需要採用腹式呼吸。腹式呼吸是利用有意識地活動橫隔膜及腹肌群，使腹部容積做韻律性的大幅變動。因此，其中的壓力當然也做韻律性的改變了。它是由橫隔膜傳導到胸部，且由血流傳至頭部之中。

當內壓做韻律性的改變時，正好會使各容器中的內臟受到按摩一般地，成為舒暢的狀態。而內臟的血液循環良好時，當然也對內臟的健康有幫助。但這樣的觀念也僅限於肉眼所能見到的臟器部分。

經絡以及丹田按摩

由中醫之中「場」的觀念來看，此三個容器當中存在著場，有肉眼無法見到的經絡縱橫行走。所以，內壓有韻律性的變動會隨著內臟按摩，也按摩到經絡。

換言之，指壓或所謂的按摩主要是針對手足的經絡所進行；同樣地，呼吸就是在按摩我們身體中的經絡。

其中，橫隔膜的振動是很重要的。因為橫隔膜是肉眼能見到的，雖然它隸屬於臟器，但貫串橫隔膜的經絡卻是看不見的，所以仍然把這視為「場」的問題較好，尤其，橫隔膜上就有十一條經絡貫穿，當橫隔膜做大幅振動之時，則會刺激到幾乎所有的經絡，的確是很有效的經絡治療。

所以說吐氣很重要，而僅僅活動橫隔膜和腹肌群，按摩腹部的內臟或太陽神經叢等，這就是臟器領域的活動，是單純的腹式呼吸，而非丹田呼吸。

所謂丹田是指栽植丹藥的田地，所以屬於場所的概念。而且，指的是下腹部空間。中國的古人就依據這個空間來代表生命場吧！

當我們實際地感受到這三個容器中肉眼見不到的生命場時，才能開始進行丹田呼吸。最早注意到這件事，而提及三個容器的人，是調和道協會的第二代會長——村木弘昌教授。村木先生過去常提到三大體腔，其含義到最近才為人所瞭解。

在高達三千種的氣功之中，也有功法絲毫未提到有價值的呼吸。有很多功法也並沒有特別提出讓腹部振動。但由體會到生命場的觀點而言，則所有的氣功都採納了丹田呼吸法。

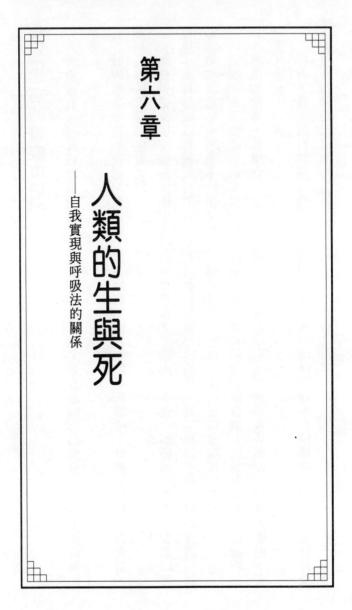

第六章

人類的生與死

——自我實現與呼吸法的關係

由食道癌的醫療現場談起

在我成為一名外科醫師衝勁十足的一九七〇年代，最令我關心的大事，不外乎如何動好手術。

我的專業科目是胸部的食道癌，但食道癌手術在癌症手術當中，無論從任何一方來講，都列入相當困難的手術之列。

舉個例子來說：在胸部正中央附近的食道罹了了癌症。首先，即要剖開右胸。若是以前罹患了某種肺部或肋膜疾病的人，其肋膜與肺就會形成沾粘。為了到達手術目標的食道，就必須撥離其沾粘。因為不能損及肺部，撥離時又會出血，因此是相當麻煩的手術。

之後，到達食道癌的部位予以切除後，也要注意不能切斷食道。因為要將進入食道的血管一根根地捆綁，且讓食道呈懸空狀態。同時也要小心，不能傷及周圍的心臟及大動脈、支氣管、肺。

接著，還要將有轉移可能的淋巴腺也一併去除，但淋巴腺多半隱藏在大動脈或氣管背後，要一一去除是很麻煩的工作。

當食道全部懸空後，就在食道癌的側口邊將食道捆綁後切斷，使其上側達頸部，下側達腹部，再將胸部封閉。

接下來是開刀腹部。根據手術前的檢查，確定癌症沒有轉移到肝臟，因此這方面不需要擔心；但卻可能轉移到腹中的淋巴腺。所以這也要儘可能地取出。

接著，是將胃袋提高到頸部，進行使它取代食道的操作。胃袋原本是處於上腹部的，因此無法使其移至頸部。所以，就如胃癌手術在切除胃時是一樣的，若將供養胃部的血管切斷並移動，則胃就會腐爛。

是故，因為要一邊顧及胃部血管，一邊又要儘可能將胃袋由上腹部移高到頸部，所以這也是相當耗費精神的工作。

之後，再打開頸部左側，引出食道，將其斷掉的一端與胃袋連接，這才連結好一端被切斷的消化管。

再由頸部與腹部雙方面撥開前胸骨的後側，來形成通道，以做為抬高胃袋的路徑。並將胃袋通過其隧道當中，連接殘存於頸部的食道。將腹及頸部封閉後，手術即告完成。

這樣的手術本身除了工程浩大，手術後的管理也是相當麻煩。首先，因為動手術的部分範圍極廣，必須要留心是否會造成某個地方出血；同時也擔心提高後的胃袋是否會因某種理由造成血液循環不艮，終至腐敗。

此外手術時間也很長，且因為剖了胸，可能會併發肺炎。因此，手術後數日內要住進ＩＣＵ（加護病房）做嚴密地監控。

在手術後大約五日左右，這些事已不再令人擔憂時，接著就要煩惱頸部的食道及胃袋接縫處是否會綻開。如果綻裂，食物就會漏到食道中，使周圍發炎。若縫裂過大，則無法進食。

在手術後約兩週左右，好不容易已平安渡過，接著因為食物要經由與先前食道不同的路徑，是否能夠準確地到達腹部呢？這所謂的機能也令人憂心。

所以患者在平安地渡過三週左右，勉強吃下三餐，並能在醫院裡自由步行後，這才會令人放心。這種感覺宛如完成了一件作品的藝術家所體驗到的滿足感是同樣的。然後，他才會將興趣移到製作下一個作品上。

我就如這般地專注在如何動好手術，當然完全治癒癌症是我的願望；在這樣的願望之下，我體會出西方醫學的限界，而考慮以中國醫學併行，這在先前我已闡述過。

開創全方位醫學的可能性

一九八二年，我開設了現在的醫院，從中西醫的結合進展為全方位醫學之中，我們使用了中藥、氣功、食物養生、針灸、心理療法，及替代療法等等，想盡辦法努力治療癌症。

實際上也有成功的案例。有的案例是獲得充分成效後，再一邊進一步地治療；有的案例則顯得全然束手無策。

對於罹患各種不同疾病，且嚴重程度不一的患者，若以其他各種不同的極端主張而言，因為每個人都是施以不相同的治療，故而無法輕易地將效果顯現在五年生存率的數字上，但總而言之，我認為加上了中國醫學的治療，比起僅用西洋醫學這般的傳統醫學，成績顯然凌駕其上。

我想若再加上心理治療及替代療法，形成全方位醫療，則成果更能提高。

患者提昇QOL（Quality of Life）才是醫學最重要的課題

但是，暫且不論癌症治療，在進行這類的醫療時，我們瞭解即使在生病當中，患者的生活品質也毫無例外地提昇了。生活品質稱呼為Quality of life（QOL），其QOL會得到提昇。

在這同時，我們才體會到過去是如何以特殊的眼光來對待病人，且如何毫不在乎地強迫病人接受特殊狀況。

原本是健康且照著自由意志生活的人，某一度患病後，就住院、手術、進行化學治療，完全忽視其自己的意願被傳進輸送帶，而陷於前所未有的差異狀況。然後，因人而異，有人就結束了人生。

雖然是生病，但毫無疑問，這也是當事人人生的一部分。但是在治病這個冠冕堂皇的名義下，他們必須被強迫面臨特殊狀況。

雖然要盡最大的努力來治病，但即使在病中，也要繼續好好活下去才行。因為只要照不同狀況而面臨死亡，那麼就要比過去活得更好才行。

這些事是我從諸多患者身上所領會到的。在一面與病魔搏鬥當中，一邊實行氣功或呼吸法，練習鬆懈或瞑想等，患者們不就是由生病之中才體會出要好好地活下去嗎？這與接受死亡是不同的。

雖然疾病正在惡化當中，若是尚無良好的治療方式，即使接受了死亡，卻可能有一線生機，但若是結合中西醫或採全方位醫學，至少治療方法也不致江郎才盡。因為戰術極豐，才讓人可以永遠對新的方法寄予期望。

另一方面，在寄望於逐一出現的新方法時，即使要迎接死亡，直到最後關頭以前，患者在病中仍能好好地生存下去，所以並沒所謂安寧照顧或解決痛苦的和緩照顧等時期。而即使出現，也只有短暫的期間。

生、老、病、死是萬物的宿命。是切身之事。所以我們必須在年輕又健康的時候，就開始思考一下老、病、死。

而且，在平素就該想好在老、病、死之中，自己將如何自處？

我本身認為：活著的時候就是自我生命場的秩序在做無限制提昇。若將這件事稱為自我實現的話，那麼也可以將活著形容為自我的無盡實現吧！

而且，提高生命場的秩序性這件事無論在生、老、病、死的任何時期中，都是如出一轍。換言之，它並不限於活著的時候。我發覺無論是老、病、甚至死後，都是同樣地進行下去。

關於「老」

提高生命場的秩序無非是養生，而養生並不因死亡而終止，死後也仍然持續下去。這在前面已經提過。

肉眼所見的肉體雖然會因死亡而消失，但肉眼見不到的生命死後仍在，而且反而因為肉體的消失而變得靈巧，秩序性無限地增加，不是嗎？

我覺得發現這件事的患者，至少在我醫院裡是增加了。所以，患者的ＱＯＬ提昇了。

無論是老或死，必須要一視同仁。一提到「老」，就有所謂高齡化社會，老年退休，或晚年之說，總覺得充滿晦暗的印象。但其燦爛的「生」之投影部分也是不能被否認的。

專研生命科學的中村桂子女士提倡了生命階段之說。換言之，它是把人的一生分為好幾個階段（時期）。有少年期、青年期、老年期。而且，要仔細思考各個時期所代表的意義；並確實考量該階段當中該怎麼活。而並不是只把青年期或壯年期視為人生，其他部分視為附加。

同時，現代有將各個階段孤立的傾向。青年期只和青年期相聚集從事活動，與少年期或老年期全然無關。老年期只和老年期相聚來打打槌球或組織老人會等社團。

我覺得從前各個階層的交流較盛。由祖父帶著孫子、或祖母帶著孫子去看電影，或上餐館，都是家常便飯的事。

學生時代每年來訪的滑雪團，當借寄民宿時，常在木板屋寮中與其家中的老祖父圍爐閑話家常。這可能也要拜尚無電視可看之賜。

無論如何，晚年也是人生的輝煌時期，所以必須要思考一下如何充實地渡過。

『菜根譚』也提到：「日暮仍煙霞絢爛，歲當晚更橙橘芳馨。故末路晚年君子更宜精神百倍。」

希望各位在年輕時代就好好思考一下該如何渡過自己的晚年。而且，為了能夠老而健碩，身心方面都必須健康才行。不必再眷戀年輕時代的體力，只希望各位能保持健康，繼續和年輕人一同談笑、聚餐。

為了要達到此目的，必須從年輕時代就開始養生。尤其不斷地練氣功或呼吸法，就能與青年階段產生交流。氣功及呼吸法並非不符潮流的東西，只要多加用心，就能日日精益求精。如此將能體驗到生命場，除了交流以外，更能指導年輕後輩啊！如此將必其樂融融。

關於「死」

那麼「死」又如何?死就是自己由這個世上消失,比「病」及「老」稍微深刻些。一考慮到死,任誰都無法平心靜氣地看待。

但是,因為如此,如果懷著恐懼,或忌諱等,這也不是辦法。自人類開始以來,無論宗教或科學,已經都對死累積了許多知見。所以,我希望這些知見能好好地整理,分出已知和未知部分,以便造福每個人。

前面已經敍述過:提昇生命場的秩序性,與虛空這個永恆的場形成一體乃人生的目的。而且,這雖然僅是一種想法,但我們的生命場並不因死亡而消失,死後仍然會繼續和虛空之場形成一體而成長才對!

換句話說,我希望把眼睛所見到的肉體視為會因死亡而消滅,但眼睛看不見的生命場,卻會原封不動地存在。而且,我發覺死後也會和原來一樣,或者因為肉體消失無形而變得更輕盈,逐漸提高了其秩序性。

然後,當我們與虛空之場形成同一律動時,大概就會與虛空形成一體,或回歸到虛空吧!

據說由於一百五十億年前的大爆炸誕生了宇宙，四十六億年前地球誕生，而三十六億年前地球上首度出現了生物。

而我們的生命場在死後仍會一邊成長，且一邊回溯到三十六億年前，四十六億年前，甚至一百五十億年前才對。

在三十六億年前，地球上首度出現的生物僅是一個細胞所產生的單細胞生物。再隨著一點一滴的進化，才造成今天的我們。

這種進化是產生在我們肉眼所能看見的身體，全部屬於臟器的問題。但眼睛見不到的生命場目前為止尚未出現，所以究竟是進化或退化了?我們並不知曉。自從大爆炸之後，隨著時間的經過，其秩序應該沒有退化才對!

因此，在活著的時候憑各人的努力來恢復這個退化生命場的秩序性，死後生命場也獨自提高其秩序性，而回歸到大爆炸產生以前的虛空。

就如同鮭魚從河到海、從海到河的洄游一般。在虛空至現在，現在至虛空的大循環中，正存在著我們的生命場。

如此，隨著我們的生命場被掌握在虛空這個無法想像的巨大空間中，以及被掌握在一百五十億年這個更加遙遠的一段長時間中時，我們的死就不過是滄海之一粟罷了！

按照這樣來思考的話，就不會忌諱或恐懼死亡了。話雖如此，但那不過是一種理論，實在無法完全消除忌諱或恐懼的心理。雖然如此，但至少可以減輕一些那樣的心情吧！

淀川基督教醫院的柏木哲夫教授就提議在每年的生日時，培養思考一下自己的死亡，或與家人共同探討死亡的習慣。我也極有同感。我也佩服這不愧是一位從事救濟的人的提案。

在小學與中學的課堂上，最好也能不時地探討死亡。希望大家能以各種不同的方式，將死亡視為是隨時可能發生的，實際去感受死亡不過是生命場大循環中的一個小點，而生活下去。

如此就能將老、病、死視為我們人生的一個過程，而實際加以掌握，且「生」也就那麼逐漸地充實起來！

以自我實現的真實意義為目標

先前已經數次提到我們生存的目的，是每天每日地調整我們的生命場，最後與充滿虛空永恆生命的場形成一體。

人生的目的是各不相同的，此無庸贅言。在電視廣告中曾出現過中年男性晉昇課長而涕淚縱橫。這是預防宿醉的藥品廣告。也就是說，由於吃下防宿醉的藥物能抵住應酬的關係，才能擢昇為課長。這真是溫馨又好的廣告。

如此將自己的一生寄托於社會，大概是人生的第一目的。其中，如具有某一特定的地位，構築溫暖的家，蓄積財產以謀求經濟安定……也都是人生的目的。

但是，這些目的僅侷限在生、老、病、死中的「生」，並不囊括於「老」「病」「死」。所以，從前提倡「人生五十年」的時代即已足夠。

想要達到目標，地位、財產，無論如何需要五十年左右。所以，在五十歲達到那些目標時，若正好面臨死亡，那些目標就正好是人生的目的，所以毫無疑問。換言之，人生的大部分皆屬於「生」，而「老」「病」「死」的部分極少。

話雖如此，卻只有「老」的部分佔得較少，在人生五十年的時代中，「病」與「死」則都是現實的存在。

但是，如今卻是「人生八十年」的時代。僅有「生」的部分是絕對無法對應的。「老」「病」「死」的部分都隨著膨大了起來。所以，在人生八十年的時代，人生目的的焦點必須集中在生、老、病、死全部。

有人把這件事形容得很好：人生苦短，趁著有朝氣時拼命工作，則垂野而死亦幸矣。但是我回顧長年做為醫者的經驗時，也並沒發現垂野而死之人。大家都是一樣地踏上「病」「死」的階段。

所以，地位及財產雖是人生當中的一個目標，卻不成為人生全部的目的。

此外，人生的目的也稱為「自我實現」。心理學家河合隼雄教授的書裡記載：我們眼睛所見到肉體或意識的中心皆存在「自我」；而肉眼見不到的無意識中心，則存在著真我的「自己」。

而且，將自己從無形的部分提昇到有形的部分，使自我一致，就是「自我實現」。再進一步實踐自我時，則是無止境的。例如：看似達成了自我實現時，通常還會另有一目標興起。換言之，自我實現是沒有界限的。

以我的觀念而言，自我實現不外乎即是調整自己的生命場。而生命場的重整也是無止境的。總之，因為最後要與虛空之場形成一體，所以目標就位於我們想像般地那麼遠。

何謂呼吸法的真髓

因此，我們生存的目的是調整自己的生命場，而其達成方法之一即是呼吸法。

呼吸法是依靠調身、調息、調心來整頓生命場的方法。但是，調整生命場的方法並不只呼吸法。它包括食物養生，關係到宗教的心靈潛修法，武士道乃至各式各樣的求「道」法。用於重整生命場的諸多方法中，呼吸法十分富有特色。這指的就是它與外界場交流的方法。

我們的生命場並不是各自獨立或孤立。它是透過吸氣及吐氣來連接我們周圍的場。當然也透過皮膚來聯繫。所以更正確的說法是：我們透過呼吸與皮膚來聯繫外界的場。

而且，這種聯繫會無限地延伸到他人的生命場，環境生命場，地球的場，宇宙的場。

積極地與外界的場進行交流，就是呼吸法的特色。

吐氣時，我們生命場的訊息會傳給虛空。吸氣時，再由虛空承納重整我們瞬間生命場的訊息。如此反覆進行，以一步步調整我們的生命場。這就是呼吸法的真髓。

相反地，當我們的生命場重整後，自然外界交流的場也會受到整頓。結果，外界提高了秩序性的場，再度重整我們的生命場。如此這般地，我們每個人的生命場與外界生命場互相地切磋琢磨，而攜手共進。

防止人類成為地球的腫瘤

今後對於地球環境的破壞抱持危機意識之聲將不絕於後。前些日子中，有一機會曾見到劍橋的物理學家—皮塔・拉瑟所製作的「全球智囊團」錄影帶。其中有利用衛星來拍攝森林被糟蹋，而形成都市的過程。看到這些景象時，我不禁在心裡想著：咦！這似乎有種似曾相識的感覺。接著，我立刻發現到那是什麼了。

那便是癌症組織的顯微鏡照片。換言之，人類所建造的都市逐漸侵蝕森林這些大自然的情形，就宛如癌細胞侵蝕正常組織的樣子。

我們是地球的一分子乃無庸置疑。若把地球想成是一個巨大的生物，則我們就相當於構成地球的細胞。而從皮塔・拉瑟的錄影帶可以充分瞭解到：我們每個人如今都變成了地球的癌細胞。若是每個人不及早回復為正常細胞，地球將會受癌細胞侵犯而滅亡。如此一來，我們也會滅亡。欲將我們回復為正常細胞，不外乎重整我們的生命場，重整外界的生命場。而有力的方式就是呼吸法。

重要的是努力實踐真實人生

因此，我相信各位應該已經瞭解呼吸法所具有的現代意義。

雖然如此，我也並不是要各位從早到晚拼命練呼吸法。在這樣的不景氣當中，可能有人會說：別說夢話了。因為他每天賭命工作。「但是這樣就夠了嗎？」也許有人會這麽說。的確，正是如此。努力去實踐人生比起呼吸法等，更重要多了。

我常對醫院道場裡努力勤練呼吸法的人說：「這不過是呼吸法而已嘛！」希望他們不要忘了這種心態。最重要的是每一個人如何去實踐他真實的人生。

但是，只要在日常生活中把呼吸法練個五分或十分鐘，我們的日常就能納入對生命場的省思。如此將會發現努力生活時，努力所形成的圓周會擴大一圈，甚至二圈。

而且，對生命場的省思，也能使我們加深理解生、老、病、死，並稍微窺見人生的意義。如果能進一步觀察到生命的時空，則再好不過了。如此才可能開始找到人生的意義，不是嗎？

呼吸法即是如此。

有關本書內容如有疑問，請洽詢以下地址：

☆有關調和道呼吸法的疑問

〒116　日本國東京都荒川區西日暮里三—十—三十一
電話03（3827）5123
社團法人　調和道協會

☆有關診療方面的疑問

〒356　日本國埼玉縣越市並木西町一—四
電話0492（35）1981
帶津三敬病院

大展出版社有限公司	圖書目錄
地址：台北市北投區11204 致遠一路二段12巷1號 郵撥： 0166955～1	電話：(02) 8236031 8236033 傳眞：(02) 8272069

• 法律專欄連載 • 電腦編號 58

台大法學院 法律學系／策劃
法律服務社／編著

①別讓您的權利睡著了1	200元
②別讓您的權利睡著了2	200元

• 秘傳占卜系列 • 電腦編號 14

①手相術	淺野八郎著	150元
②人相術	淺野八郎著	150元
③西洋占星術	淺野八郎著	150元
④中國神奇占卜	淺野八郎著	150元
⑤夢判斷	淺野八郎著	150元
⑥前世、來世占卜	淺野八郎著	150元
⑦法國式血型學	淺野八郎著	150元
⑧靈感、符咒學	淺野八郎著	150元
⑨紙牌占卜學	淺野八郎著	150元
⑩ＥＳＰ超能力占卜	淺野八郎著	150元
⑪猶太數的秘術	淺野八郎著	150元
⑫新心理測驗	淺野八郎著	160元

• 趣味心理講座 • 電腦編號 15

①性格測驗１	探索男與女	淺野八郎著	140元
②性格測驗２	透視人心奧秘	淺野八郎著	140元
③性格測驗３	發現陌生的自己	淺野八郎著	140元
④性格測驗４	發現你的真面目	淺野八郎著	140元
⑤性格測驗５	讓你們吃驚	淺野八郎著	140元
⑥性格測驗６	洞穿心理盲點	淺野八郎著	140元
⑦性格測驗７	探索對方心理	淺野八郎著	140元
⑧性格測驗８	由吃認識自己	淺野八郎著	140元
⑨性格測驗９	戀愛知多少	淺野八郎著	140元

⑩性格測驗10	由裝扮瞭解人心	淺野八郎著	140元
⑪性格測驗11	敲開內心玄機	淺野八郎著	140元
⑫性格測驗12	透視你的未來	淺野八郎著	140元
⑬血型與你的一生		淺野八郎著	160元
⑭趣味推理遊戲		淺野八郎著	160元
⑮行爲語言解析		淺野八郎著	160元

•婦 幼 天 地•電腦編號16

①八萬人減肥成果	黃靜香譯	180元
②三分鐘減肥體操	楊鴻儒譯	150元
③窈窕淑女美髮秘訣	柯素娥譯	130元
④使妳更迷人	成　玉譯	130元
⑤女性的更年期	官舒妍編譯	160元
⑥胎內育兒法	李玉瓊編譯	150元
⑦早產兒袋鼠式護理	唐岱蘭譯	200元
⑧初次懷孕與生產	婦幼天地編譯組	180元
⑨初次育兒12個月	婦幼天地編譯組	180元
⑩斷乳食與幼兒食	婦幼天地編譯組	180元
⑪培養幼兒能力與性向	婦幼天地編譯組	180元
⑫培養幼兒創造力的玩具與遊戲	婦幼天地編譯組	180元
⑬幼兒的症狀與疾病	婦幼天地編譯組	180元
⑭腿部苗條健美法	婦幼天地編譯組	150元
⑮女性腰痛別忽視	婦幼天地編譯組	150元
⑯舒展身心體操術	李玉瓊編譯	130元
⑰三分鐘臉部體操	趙薇妮著	160元
⑱生動的笑容表情術	趙薇妮著	160元
⑲心曠神怡減肥法	川津祐介著	130元
⑳內衣使妳更美麗	陳玄茹譯	130元
㉑瑜伽美姿美容	黃靜香編著	150元
㉒高雅女性裝扮學	陳珮玲譯	180元
㉓蠶糞肌膚美顏法	坂梨秀子著	160元
㉔認識妳的身體	李玉瓊譯	160元
㉕產後恢復苗條體態	居理安•芙萊喬著	200元
㉖正確護髮美容法	山崎伊久江著	180元
㉗安琪拉美姿養生學	安琪拉蘭斯博瑞著	180元
㉘女體性醫學剖析	增田豐著	220元
㉙懷孕與生產剖析	岡部綾子著	180元
㉚斷奶後的健康育兒	東城百合子著	220元
㉛引出孩子幹勁的責罵藝術	多湖輝著	170元
㉜培養孩子獨立的藝術	多湖輝著	170元

㉝子宮肌瘤與卵巢囊腫	陳秀琳編著	180元
㉞下半身減肥法	納他夏・史達賓著	180元
㉟女性自然美容法	吳雅菁編著	180元

・青春天地・電腦編號 17

①A血型與星座	柯素娥編譯	120元
②B血型與星座	柯素娥編譯	120元
③O血型與星座	柯素娥編譯	120元
④AB血型與星座	柯素娥編譯	120元
⑤青春期性教室	呂貴嵐編譯	130元
⑥事半功倍讀書法	王毅希編譯	150元
⑦難解數學破題	宋釗宜編譯	130元
⑧速算解題技巧	宋釗宜編譯	130元
⑨小論文寫作秘訣	林顯茂編譯	120元
⑪中學生野外遊戲	熊谷康編著	120元
⑫恐怖極短篇	柯素娥編譯	130元
⑬恐怖夜話	小毛驢編譯	130元
⑭恐怖幽默短篇	小毛驢編譯	120元
⑮黑色幽默短篇	小毛驢編譯	120元
⑯靈異怪談	小毛驢編譯	130元
⑰錯覺遊戲	小毛驢編譯	130元
⑱整人遊戲	小毛驢編著	150元
⑲有趣的超常識	柯素娥編譯	130元
⑳哦！原來如此	林慶旺編譯	130元
㉑趣味競賽100種	劉名揚編譯	120元
㉒數學謎題入門	宋釗宜編譯	150元
㉓數學謎題解析	宋釗宜編譯	150元
㉔透視男女心理	林慶旺編譯	120元
㉕少女情懷的自白	李桂蘭編譯	120元
㉖由兄弟姊妹看命運	李玉瓊編譯	130元
㉗趣味的科學魔術	林慶旺編譯	150元
㉘趣味的心理實驗室	李燕玲編譯	150元
㉙愛與性心理測驗	小毛驢編譯	130元
㉚刑案推理解謎	小毛驢編譯	130元
㉛偵探常識推理	小毛驢編譯	130元
㉜偵探常識解謎	小毛驢編譯	130元
㉝偵探推理遊戲	小毛驢編譯	130元
㉞趣味的超魔術	廖玉山編著	150元
㉟趣味的珍奇發明	柯素娥編著	150元
㊱登山用具與技巧	陳瑞菊編著	150元

・健 康 天 地・電腦編號18

①壓力的預防與治療	柯素娥編譯	130元
②超科學氣的魔力	柯素娥編譯	130元
③尿療法治病的神奇	中尾良一著	130元
④鐵證如山的尿療法奇蹟	廖玉山譯	120元
⑤一日斷食健康法	葉慈容編譯	150元
⑥胃部強健法	陳炳崑譯	120元
⑦癌症早期檢查法	廖松濤譯	160元
⑧老人痴呆症防止法	柯素娥編譯	130元
⑨松葉汁健康飲料	陳麗芬編譯	130元
⑩揉肚臍健康法	永井秋夫著	150元
⑪過勞死、猝死的預防	卓秀貞編譯	130元
⑫高血壓治療與飲食	藤山順豐著	150元
⑬老人看護指南	柯素娥編譯	150元
⑭美容外科淺談	楊啟宏著	150元
⑮美容外科新境界	楊啟宏著	150元
⑯鹽是天然的醫生	西英司郎著	140元
⑰年輕十歲不是夢	梁瑞麟譯	200元
⑱茶料理治百病	桑野和民著	180元
⑲綠茶治病寶典	桑野和民著	150元
⑳杜仲茶養顏減肥法	西田博著	150元
㉑蜂膠驚人療效	瀨長良三郎著	150元
㉒蜂膠治百病	瀨長良三郎著	180元
㉓醫藥與生活	鄭炳全著	180元
㉔鈣長生寶典	落合敏著	180元
㉕大蒜長生寶典	木下繁太郎著	160元
㉖居家自我健康檢查	石川恭三著	160元
㉗永恒的健康人生	李秀鈴譯	200元
㉘大豆卵磷脂長生寶典	劉雪卿譯	150元
㉙芳香療法	梁艾琳譯	160元
㉚醋長生寶典	柯素娥譯	180元
㉛從星座透視健康	席拉・吉蒂斯著	180元
㉜愉悅自在保健學	野本二士夫著	160元
㉝裸睡健康法	丸山淳士等著	160元
㉞糖尿病預防與治療	藤田順豐著	180元
㉟維他命長生寶典	菅原明子著	180元
㊱維他命C新效果	鐘文訓編	150元
㊲手、腳病理按摩	堤芳郎著	160元
㊳AIDS瞭解與預防	彼得塔歐爾著	180元

㊴甲殼質殼聚糖健康法 沈永嘉譯 160元
㊵神經痛預防與治療 木下眞男著 160元
㊶室內身體鍛鍊法 陳炳崑編著 160元
㊷吃出健康藥膳 劉大器編著 180元
㊸自我指壓術 蘇燕謀編著 160元
㊹紅蘿蔔汁斷食療法 李玉瓊編著 150元
㊺洗心術健康秘法 竺翠萍編譯 170元
㊻枇杷葉健康療法 柯素娥編譯 180元
㊼抗衰血癒 楊啟宏著 180元
㊽與癌搏鬥記 逸見政孝著 180元
㊾冬蟲夏草長生寶典 高橋義博著 170元
㊿痔瘡・大腸疾病先端療法 宮島伸宜著 180元
51膠布治癒頑固慢性病 加瀨建造著 180元
52芝麻神奇健康法 小林貞作著 170元
53香煙能防止癡呆？ 高田明和著 180元
54穀菜食治癌療法 佐藤成志著 180元

・實用女性學講座・電腦編號 19

①解讀女性內心世界 島田一男著 150元
②塑造成熟的女性 島田一男著 150元
③女性整體裝扮學 黃靜香編著 180元
④女性應對禮儀 黃靜香編著 180元

・校 園 系 列・電腦編號 20

①讀書集中術 多湖輝著 150元
②應考的訣竅 多湖輝著 150元
③輕鬆讀書贏得聯考 多湖輝著 150元
④讀書記憶秘訣 多湖輝著 150元
⑤視力恢復！超速讀術 江錦雲譯 180元
⑥讀書36計 黃柏松編著 180元
⑦驚人的速讀術 鐘文訓編著 170元

・實用心理學講座・電腦編號 21

①拆穿欺騙伎倆 多湖輝著 140元
②創造好構想 多湖輝著 140元
③面對面心理術 多湖輝著 160元
④偽裝心理術 多湖輝著 140元
⑤透視人性弱點 多湖輝著 140元

⑥自我表現術	多湖輝著	150元
⑦不可思議的人性心理	多湖輝著	150元
⑧催眠術入門	多湖輝著	150元
⑨責罵部屬的藝術	多湖輝著	150元
⑩精神力	多湖輝著	150元
⑪厚黑說服術	多湖輝著	150元
⑫集中力	多湖輝著	150元
⑬構想力	多湖輝著	150元
⑭深層心理術	多湖輝著	160元
⑮深層語言術	多湖輝著	160元
⑯深層說服術	多湖輝著	180元
⑰掌握潛在心理	多湖輝著	160元
⑱洞悉心理陷阱	多湖輝著	180元
⑲解讀金錢心理	多湖輝著	180元
⑳拆穿語言圈套	多湖輝著	180元
㉑語言的心理戰	多湖輝著	180元

•超現實心理講座• 電腦編號22

①超意識覺醒法	詹蔚芬編譯	130元
②護摩秘法與人生	劉名揚編譯	130元
③秘法！超級仙術入門	陸　明譯	150元
④給地球人的訊息	柯素娥編著	150元
⑤密教的神通力	劉名揚編著	130元
⑥神秘奇妙的世界	平川陽一著	180元
⑦地球文明的超革命	吳秋嬌譯	200元
⑧力量石的秘密	吳秋嬌譯	180元
⑨超能力的靈異世界	馬小莉譯	200元
⑩逃離地球毀滅的命運	吳秋嬌譯	200元
⑪宇宙與地球終結之謎	南山宏著	200元
⑫驚世奇功揭秘	傅起鳳著	200元
⑬啟發身心潛力心象訓練法	栗田昌裕著	180元
⑭仙道術遁甲法	高藤聰一郎著	220元
⑮神通力的秘密	中岡俊哉著	180元

•養 生 保 健• 電腦編號23

①醫療養生氣功	黃孝寬著	250元
②中國氣功圖譜	余功保著	230元
③少林醫療氣功精粹	井玉蘭著	250元
④龍形實用氣功	吳大才等著	220元

⑤魚戲增視強身氣功	宮　嬰著	220元
⑥嚴新氣功	前新培金著	250元
⑦道家玄牝氣功	張　章著	200元
⑧仙家秘傳袪病功	李遠國著	160元
⑨少林十大健身功	秦慶豐著	180元
⑩中國自控氣功	張明武著	250元
⑪醫療防癌氣功	黃孝寬著	250元
⑫醫療強身氣功	黃孝寬著	250元
⑬醫療點穴氣功	黃孝寬著	250元
⑭中國八卦如意功	趙維漢著	180元
⑮正宗馬禮堂養氣功	馬禮堂著	420元
⑯秘傳道家筋經內丹功	王慶餘著	280元
⑰三元開慧功	辛桂林著	250元
⑱防癌治癌新氣功	郭　林著	180元
⑲禪定與佛家氣功修煉	劉天君著	200元
⑳顛倒之術	梅自強著	元
㉑簡明氣功辭典	吳家駿編	元

・社會人智囊・電腦編號24

①糾紛談判術	淸水增三著	160元
②創造關鍵術	淺野八郎著	150元
③觀人術	淺野八郎著	180元
④應急詭辯術	廖英迪編著	160元
⑤天才家學習術	木原武一著	160元
⑥猫型狗式鑑人術	淺野八郎著	180元
⑦逆轉運掌握術	淺野八郎著	180元
⑧人際圓融術	澀谷昌三著	160元
⑨解讀人心術	淺野八郎著	180元
⑩與上司水乳交融術	秋元隆司著	180元
⑪男女心態定律	小田晉著	180元
⑫幽默說話術	林振輝編著	200元
⑬人能信賴幾分	淺野八郎著	180元
⑭我一定能成功	李玉瓊譯	元
⑮獻給青年的嘉言	陳蒼杰譯	元
⑯知人、知面、知其心	林振輝編著	元

・精　選　系　列・電腦編號25

①毛澤東與鄧小平	渡邊利夫等著	280元
②中國大崩裂	江戶介雄著	180元

③台灣・亞洲奇蹟	上村幸治著	220元
④7-ELEVEN高盈收策略	國友隆一著	180元
⑤台灣獨立	森　詠著	200元
⑥迷失中國的末路	江戶雄介著	220元
⑦2000年5月全世界毀滅	紫藤甲子男著	180元

・運 動 遊 戲・電腦編號 26

①雙人運動	李玉瓊譯	160元
②愉快的跳繩運動	廖玉山譯	180元
③運動會項目精選	王佑京譯	150元
④肋木運動	廖玉山譯	150元
⑤測力運動	王佑宗譯	150元

・銀髮族智慧學・電腦編號 28

①銀髮六十樂逍遙	多湖輝著	170元
②人生六十反年輕	多湖輝著	170元
③六十歲的決斷	多湖輝著	170元

・心 靈 雅 集・電腦編號 00

①禪言佛語看人生	松濤弘道著	180元
②禪密教的奧秘	葉逯謙譯	120元
③觀音大法力	田口日勝著	120元
④觀音法力的大功德	田口日勝著	120元
⑤達摩禪106智慧	劉華亭編譯	150元
⑥有趣的佛教研究	葉逯謙編譯	120元
⑦夢的開運法	蕭京凌譯	130元
⑧禪學智慧	柯素娥編譯	130元
⑨女性佛教入門	許俐萍譯	110元
⑩佛像小百科	心靈雅集編譯組	130元
⑪佛教小百科趣談	心靈雅集編譯組	120元
⑫佛教小百科漫談	心靈雅集編譯組	150元
⑬佛教知識小百科	心靈雅集編譯組	150元
⑭佛學名言智慧	松濤弘道著	220元
⑮釋迦名言智慧	松濤弘道著	220元
⑯活人禪	平田精耕著	120元
⑰坐禪入門	柯素娥編譯	150元
⑱現代禪悟	柯素娥編譯	130元
⑲道元禪師語錄	心靈雅集編譯組	130元

⑳佛學經典指南	心靈雅集編譯組	130元
㉑何謂「生」　阿含經	心靈雅集編譯組	150元
㉒一切皆空　般若心經	心靈雅集編譯組	150元
㉓超越迷惘　法句經	心靈雅集編譯組	130元
㉔開拓宇宙觀　華嚴經	心靈雅集編譯組	130元
㉕真實之道　法華經	心靈雅集編譯組	130元
㉖自由自在　涅槃經	心靈雅集編譯組	130元
㉗沈默的教示　維摩經	心靈雅集編譯組	150元
㉘開通心眼　佛語佛戒	心靈雅集編譯組	130元
㉙揭秘寶庫　密教經典	心靈雅集編譯組	130元
㉚坐禪與養生	廖松濤譯	110元
㉛釋尊十戒	柯素娥編譯	120元
㉜佛法與神通	劉欣如編著	120元
㉝悟（正法眼藏的世界）	柯素娥編譯	120元
㉞只管打坐	劉欣如編著	120元
㉟喬答摩・佛陀傳	劉欣如編著	120元
㊱唐玄奘留學記	劉欣如編著	120元
㊲佛教的人生觀	劉欣如編譯	110元
㊳無門關（上卷）	心靈雅集編譯組	150元
㊴無門關（下卷）	心靈雅集編譯組	150元
㊵業的思想	劉欣如編著	130元
㊶佛法難學嗎	劉欣如著	140元
㊷佛法實用嗎	劉欣如著	140元
㊸佛法殊勝嗎	劉欣如著	140元
㊹因果報應法則	李常傳編	140元
㊺佛教醫學的奧秘	劉欣如編著	150元
㊻紅塵絕唱	海　若著	130元
㊼佛教生活風情	洪丕謨、姜玉珍著	220元
㊽行住坐臥有佛法	劉欣如著	160元
㊾起心動念是佛法	劉欣如著	160元
㊿四字禪語	曹洞宗青年會	200元
(51)妙法蓮華經	劉欣如編著	160元
(52)根本佛教與大乘佛教	葉作森編	180元

・經　營　管　理・電腦編號01

◎創新經營管理六十六大計（精）	蔡弘文編	780元
①如何獲取生意情報	蘇燕謀譯	110元
②經濟常識問答	蘇燕謀譯	130元
④台灣商戰風雲錄	陳中雄著	120元
⑤推銷大王秘錄	原一平著	180元

⑥新創意・賺大錢	王家成譯	90元
⑦工廠管理新手法	琪　輝著	120元
⑨經營參謀	柯順隆譯	120元
⑩美國實業24小時	柯順隆譯	80元
⑪撼動人心的推銷法	原一平著	150元
⑫高竿經營法	蔡弘文編	120元
⑬如何掌握顧客	柯順隆譯	150元
⑭一等一賺錢策略	蔡弘文編	120元
⑯成功經營妙方	鐘文訓著	120元
⑰一流的管理	蔡弘文編	150元
⑱外國人看中韓經濟	劉華亭譯	150元
⑳突破商場人際學	林振輝編著	90元
㉑無中生有術	琪輝編著	140元
㉒如何使女人打開錢包	林振輝編著	100元
㉓操縱上司術	邑井操著	90元
㉔小公司經營策略	王嘉誠著	160元
㉕成功的會議技巧	鐘文訓編譯	100元
㉖新時代老闆學	黃柏松編著	100元
㉗如何創造商場智囊團	林振輝編譯	150元
㉘十分鐘推銷術	林振輝編譯	180元
㉙五分鐘育才	黃柏松編譯	100元
㉚成功商場戰術	陸明編譯	100元
㉛商場談話技巧	劉華亭編譯	120元
㉜企業帝王學	鐘文訓譯	90元
㉝自我經濟學	廖松濤編譯	100元
㉞一流的經營	陶田生編著	120元
㉟女性職員管理術	王昭國編譯	120元
㊱ＩＢＭ的人事管理	鐘文訓編譯	150元
㊲現代電腦常識	王昭國編譯	150元
㊳電腦管理的危機	鐘文訓編譯	120元
㊴如何發揮廣告效果	王昭國編譯	150元
㊵最新管理技巧	王昭國編譯	150元
㊶一流推銷術	廖松濤編譯	150元
㊷包裝與促銷技巧	王昭國編譯	130元
㊸企業王國指揮塔	松下幸之助著	120元
㊹企業精銳兵團	松下幸之助著	120元
㊺企業人事管理	松下幸之助著	100元
㊻華僑經商致富術	廖松濤編譯	130元
㊼豐田式銷售技巧	廖松濤編譯	180元
㊽如何掌握銷售技巧	王昭國編著	130元
㊿洞燭機先的經營	鐘文訓編譯	150元

㊾新世紀的服務業	鐘文訓編譯	100元
㊿成功的領導者	廖松濤編譯	120元
⑤女推銷員成功術	李玉瓊編譯	130元
⑤ＩＢＭ人才培育術	鐘文訓編譯	100元
⑤企業人自我突破法	黃琪輝編著	150元
⑤財富開發術	蔡弘文編著	130元
⑤成功的店舖設計	鐘文訓編著	150元
⑥企管回春法	蔡弘文編著	130元
⑥小企業經營指南	鐘文訓編譯	100元
⑥商場致勝名言	鐘文訓編譯	150元
⑥迎接商業新時代	廖松濤編譯	100元
⑥新手股票投資入門	何朝乾　編	180元
⑥上揚股與下跌股	何朝乾編譯	180元
⑥股票速成學	何朝乾編譯	200元
⑥理財與股票投資策略	黃俊豪編著	180元
⑦黃金投資策略	黃俊豪編著	180元
⑦厚黑管理學	廖松濤編譯	180元
⑦股市致勝格言	呂梅莎編譯	180元
⑦透視西武集團	林谷燁編譯	150元
⑦巡迴行銷術	陳蒼杰譯	150元
⑦推銷的魔術	王嘉誠譯	120元
⑦60秒指導部屬	周蓮芬編譯	150元
⑦精銳女推銷員特訓	李玉瓊編譯	130元
⑧企劃、提案、報告圖表的技巧	鄭　汶　譯	180元
⑧海外不動產投資	許達守編譯	150元
⑧八百件的世界策略	李玉瓊譯	150元
⑧服務業品質管理	吳宜芬譯	180元
⑧零庫存銷售	黃東謙編譯	150元
⑧三分鐘推銷管理	劉名揚編譯	150元
⑧推銷大王奮鬥史	原一平著	150元
⑧豐田汽車的生產管理	林谷燁編譯	150元

•成功寶庫•電腦編號02

①上班族交際術	江森滋著	100元
②拍馬屁訣竅	廖玉山編譯	110元
④聽話的藝術	歐陽輝編譯	110元
⑨求職轉業成功術	陳　義編著	110元
⑩上班族禮儀	廖玉山編著	120元
⑪接近心理學	李玉瓊編著	100元
⑫創造自信的新人生	廖松濤編著	120元

⑭上班族如何出人頭地	廖松濤編著	100元
⑮神奇瞬間瞑想法	廖松濤編譯	100元
⑯人生成功之鑰	楊意苓編著	150元
⑲給企業人的諍言	鐘文訓編著	120元
⑳企業家自律訓練法	陳　義編譯	100元
㉑上班族妖怪學	廖松濤編著	100元
㉒猶太人縱橫世界的奇蹟	孟佑政編著	110元
㉓訪問推銷術	黃静香編著	130元
㉕你是上班族中強者	嚴思圖編著	100元
㉖向失敗挑戰	黃静香編著	100元
㉙機智應對術	李玉瓊編著	130元
㉚成功頓悟100則	蕭京凌編譯	130元
㉛掌握好運100則	蕭京凌編譯	110元
㉜知性幽默	李玉瓊編譯	130元
㉝熟記對方絕招	黃静香編譯	100元
㉞男性成功秘訣	陳蒼杰編譯	130元
㊱業務員成功秘方	李玉瓊編著	120元
㊲察言觀色的技巧	劉華亭編著	130元
㊳一流領導力	施義彥編譯	120元
㊴一流說服力	李玉瓊編著	130元
㊵30秒鐘推銷術	廖松濤編譯	150元
㊶猶太成功商法	周蓮芬編譯	120元
㊷尖端時代行銷策略	陳蒼杰編著	100元
㊸顧客管理學	廖松濤編著	100元
㊹如何使對方說Yes	程　羲編著	150元
㊺如何提高工作效率	劉華亭編著	150元
㊼上班族口才學	楊鴻儒譯	120元
㊽上班族新鮮人須知	程　羲編著	120元
㊾如何左右逢源	程　羲編著	130元
㊿語言的心理戰	多湖輝著	130元
51扣人心弦演說術	劉名揚編著	120元
53如何增進記憶力、集中力	廖松濤譯	130元
55性惡企業管理學	陳蒼杰譯	130元
56自我啟發200招	楊鴻儒編著	150元
57做個傑出女職員	劉名揚編著	130元
58靈活的集團營運術	楊鴻儒編著	120元
60個案研究活用法	楊鴻儒編著	130元
61企業教育訓練遊戲	楊鴻儒編著	120元
62管理者的智慧	程　義編譯	130元
63做個佼佼管理者	馬筱莉編譯	130元
64智慧型說話技巧	沈永嘉編譯	130元

⑥⑥活用佛學於經營	松濤弘道著	150元
⑥⑦活用禪學於企業	柯素娥編譯	130元
⑥⑧詭辯的智慧	沈永嘉編譯	150元
⑥⑨幽默詭辯術	廖玉山編譯	150元
⑦⓪拿破崙智慧箴言	柯素娥編譯	130元
⑦①自我培育・超越	蕭京凌編譯	150元
⑦④時間即一切	沈永嘉編譯	130元
⑦⑤自我脫胎換骨	柯素娥譯	150元
⑦⑥贏在起跑點—人才培育鐵則	楊鴻儒編譯	150元
⑦⑦做一枚活棋	李玉瓊編譯	130元
⑦⑧面試成功戰略	柯素娥編譯	130元
⑦⑨自我介紹與社交禮儀	柯素娥編譯	150元
⑧⓪說NO的技巧	廖玉山編譯	130元
⑧①瞬間攻破心防法	廖玉山編譯	120元
⑧②改變一生的名言	李玉瓊編譯	130元
⑧③性格性向創前程	楊鴻儒編譯	130元
⑧④訪問行銷新竅門	廖玉山編譯	150元
⑧⑤無所不達的推銷話術	李玉瓊編譯	150元

・處世智慧・電腦編號 03

①如何改變你自己	陸明編譯	120元
④幽默說話術	林振輝編譯	120元
⑤讀書36計	黃柏松編譯	120元
⑥靈感成功術	譚繼山編譯	80元
⑧扭轉一生的五分鐘	黃柏松編譯	100元
⑨知人、知面、知其心	林振輝譯	110元
⑩現代人的詭計	林振輝譯	100元
⑫如何利用你的時間	蘇遠謀譯	80元
⑬口才必勝術	黃柏松編譯	120元
⑭女性的智慧	譚繼山編譯	90元
⑮如何突破孤獨	張文志編譯	80元
⑯人生的體驗	陸明編譯	80元
⑰微笑社交術	張芳明譯	90元
⑱幽默吹牛術	金子登著	90元
⑲攻心說服術	多湖輝著	100元
⑳當機立斷	陸明編譯	70元
㉑勝利者的戰略	宋恩臨編譯	80元
㉒如何交朋友	安紀芳編著	70元
㉓鬥智奇謀（諸葛孔明兵法）	陳炳崑著	70元
㉔慧心良言	亦　奇著	80元

㉕名家慧語	蔡逸鴻主編	90元
㉗稱霸者啟示金言	黃柏松編譯	90元
㉘如何發揮你的潛能	陸明編譯	90元
㉙女人身態語言學	李常傳譯	130元
㉚摸透女人心	張文志譯	90元
㉛現代戀愛秘訣	王家成譯	70元
㉜給女人的悄悄話	妮倩編譯	90元
㉞如何開拓快樂人生	陸明編譯	90元
㉟驚人時間活用法	鐘文訓譯	80元
㊱成功的捷徑	鐘文訓譯	70元
㊲幽默逗笑術	林振輝著	120元
㊳活用血型讀書法	陳炳崑譯	80元
㊴心　燈	葉于模著	100元
㊵當心受騙	林顯茂譯	90元
㊶心・體・命運	蘇燕謀譯	70元
㊷如何使頭腦更敏銳	陸明編譯	70元
㊸宮本武藏五輪書金言錄	宮本武藏著	100元
㊺勇者的智慧	黃柏松編譯	80元
㊼成熟的愛	林振輝譯	120元
㊽現代女性駕馭術	蔡德華著	90元
㊾禁忌遊戲	酒井潔著	90元
52摸透男人心	劉華亭編譯	80元
53如何達成願望	謝世輝著	90元
54創造奇蹟的「想念法」	謝世輝著	90元
55創造成功奇蹟	謝世輝著	90元
56男女幽默趣典	劉華亭譯	90元
57幻想與成功	廖松濤譯	80元
58反派角色的啟示	廖松濤編譯	70元
59現代女性須知	劉華亭編著	75元
61機智說話術	劉華亭編譯	100元
62如何突破內向	姜倩怡編譯	110元
64讀心術入門	王家成編譯	100元
65如何解除內心壓力	林美羽編著	110元
66取信於人的技巧	多湖輝著	110元
67如何培養堅強的自我	林美羽編著	90元
68自我能力的開拓	卓一凡編著	110元
70縱橫交涉術	嚴思圖編著	90元
71如何培養妳的魅力	劉文珊編著	90元
72魅力的力量	姜倩怡編著	90元
73金錢心理學	多湖輝著	100元
74語言的圈套	多湖輝著	110元

⑮個性膽怯者的成功術	廖松濤編譯	100元
⑯人性的光輝	文可式編著	90元
⑲培養靈敏頭腦秘訣	廖玉山編著	90元
⑳夜晚心理術	鄭秀美編譯	80元
㉑如何做個成熟的女性	李玉瓊編著	80元
㉒現代女性成功術	劉文珊編著	90元
㉓成功說話技巧	梁惠珠編譯	100元
㉔人生的真諦	鐘文訓編譯	100元
㉕妳是人見人愛的女孩	廖松濤編著	120元
㉗指尖・頭腦體操	蕭京凌編譯	90元
㉘電話應對禮儀	蕭京凌編著	120元
㉙自我表現的威力	廖松濤編譯	100元
㉚名人名語啟示錄	喬家楓編著	100元
㉛男與女的哲思	程鐘梅編譯	110元
㉜靈思慧語	牧　風著	110元
㉝心靈夜語	牧　風著	100元
㉞激盪腦力訓練	廖松濤編譯	100元
㉟三分鐘頭腦活性法	廖玉山編譯	110元
㊱星期一的智慧	廖玉山編譯	100元
㊲溝通說服術	賴文琇編譯	100元
㊳超速讀超記憶法	廖松濤編譯	140元

・健康與美容・電腦編號 04

①B型肝炎預防與治療	曾慧琪譯	130元
③媚酒傳（中國王朝秘酒）	陸明主編	120元
④藥酒與健康果菜汁	成玉主編	150元
⑤中國回春健康術	蔡一藩著	100元
⑥奇蹟的斷食療法	蘇燕謀譯	110元
⑧健美食物法	陳炳崑譯	120元
⑨驚異的漢方療法	唐龍編著	90元
⑩不老強精食	唐龍編著	100元
⑫五分鐘跳繩健身法	蘇明達譯	100元
⑬睡眠健康法	王家成譯	80元
⑭你就是名醫	張芳明譯	90元
⑮如何保護你的眼睛	蘇燕謀譯	70元
⑲釋迦長壽健康法	譚繼山譯	90元
⑳腳部按摩健康法	譚繼山譯	120元
㉑自律健康法	蘇明達譯	90元
㉓身心保健座右銘	張仁福著	160元
㉔腦中風家庭看護與運動治療	林振輝譯	100元

㉕秘傳醫學人相術	成玉主編	120元
㉖導引術入門(1)治療慢性病	成玉主編	110元
㉗導引術入門(2)健康・美容	成玉主編	110元
㉘導引術入門(3)身心健康法	成玉主編	110元
㉙妙用靈藥・蘆薈	李常傳譯	150元
㉚萬病回春百科	吳通華著	150元
㉛初次懷孕的10個月	成玉編譯	130元
㉜中國秘傳氣功治百病	陳炳崑編譯	130元
㉟仙人長生不老學	陸明編譯	100元
㊱釋迦秘傳米粒刺激法	鐘文訓譯	120元
㊲痔・治療與預防	陸明編譯	130元
㊳自我防身絕技	陳炳崑編譯	120元
㊴運動不足時疲勞消除法	廖松濤譯	110元
㊵三溫暖健康法	鐘文訓編譯	90元
㊸維他命與健康	鐘文訓譯	150元
㊺森林浴—綠的健康法	劉華亭編譯	80元
㊼導引術入門(4)酒浴健康法	成玉主編	90元
㊽導引術入門(5)不老回春法	成玉主編	90元
㊾山白竹（劍竹）健康法	鐘文訓譯	90元
㊿解救你的心臟	鐘文訓編譯	100元
51牙齒保健法	廖玉山譯	90元
52超人氣功法	陸明編譯	110元
54借力的奇蹟(1)	力拔山著	100元
55借力的奇蹟(2)	力拔山著	100元
56五分鐘小睡健康法	呂添發撰	120元
57禿髮、白髮預防與治療	陳炳崑撰	120元
59艾草健康法	張汝明編譯	90元
60一分鐘健康診斷	蕭京凌編譯	90元
61念術入門	黃靜香編譯	90元
62念術健康法	黃靜香編譯	90元
63健身回春法	梁惠珠編譯	100元
64姿勢養生法	黃秀娟編譯	90元
65仙人瞑想法	鐘文訓譯	120元
66人蔘的神效	林慶旺譯	100元
67奇穴治百病	吳通華著	120元
68中國傳統健康法	靳海東著	100元
69下半身減肥法	納他夏・史達賓著	110元
70使妳的肌膚更亮麗	楊　皓編譯	100元
71酵素健康法	楊　皓編譯	120元
73腰痛預防與治療	五味雅吉著	100元
74如何預防心臟病・腦中風	譚定長等著	100元

⑮少女的生理秘密	蕭京凌譯	120元
⑯頭部按摩與針灸	楊鴻儒譯	100元
⑰雙極療術入門	林聖道著	100元
⑱氣功自療法	梁景蓮著	120元
⑲大蒜健康法	李玉瓊編譯	100元
㉛健胸美容秘訣	黃靜香譯	120元
㉜鍺奇蹟療效	林宏儒譯	120元
㉝三分鐘健身運動	廖玉山譯	120元
㉞尿療法的奇蹟	廖玉山譯	120元
㉟神奇的聚積療法	廖玉山譯	120元
㊱預防運動傷害伸展體操	楊鴻儒編譯	120元
㊳五日就能改變你	柯素娥譯	110元
㊴三分鐘氣功健康法	陳美華譯	120元
㊵痛風劇痛消除法	余昇凌譯	120元
㊶道家氣功術	早島正雄著	130元
㊷氣功減肥術	早島正雄著	120元
㊸超能力氣功法	柯素娥譯	130元
㊹氣的瞑想法	早島正雄著	120元

•家庭／生活• 電腦編號 05

①單身女郎生活經驗談	廖玉山編著	100元
②血型•人際關係	黃靜編著	120元
③血型•妻子	黃靜編著	110元
④血型•丈夫	廖玉山編譯	130元
⑤血型•升學考試	沈永嘉編譯	120元
⑥血型•臉型•愛情	鐘文訓編譯	120元
⑦現代社交須知	廖松濤編譯	100元
⑧簡易家庭按摩	鐘文訓編譯	150元
⑨圖解家庭看護	廖玉山編譯	120元
⑩生男育女隨心所欲	岡正基編著	160元
⑪家庭急救治療法	鐘文訓編著	100元
⑫新孕婦體操	林曉鐘譯	120元
⑬從食物改變個性	廖玉山編譯	100元
⑭藥草的自然療法	東城百合子著	200元
⑮糙米菜食與健康料理	東城百合子著	180元
⑯現代人的婚姻危機	黃　靜編著	90元
⑰親子遊戲　0歲	林慶旺編譯	100元
⑱親子遊戲　1～2歲	林慶旺編譯	110元
⑲親子遊戲　3歲	林慶旺編譯	100元
⑳女性醫學新知	林曉鐘編譯	130元

㉑媽媽與嬰兒	張汝明編譯	180元
㉒生活智慧百科	黃　靜編譯	100元
㉓手相・健康・你	林曉鐘編譯	120元
㉔菜食與健康	張汝明編譯	110元
㉕家庭素食料理	陳東達著	140元
㉖性能力活用秘法	米開・尼里著	150元
㉗兩性之間	林慶旺編譯	120元
㉘性感經穴健康法	蕭京凌編譯	150元
㉙幼兒推拿健康法	蕭京凌編譯	100元
㉚談中國料理	丁秀山編著	100元
㉛舌技入門	增田豐　著	160元
㉜預防癌症的飲食法	黃靜香編譯	150元
㉝性與健康寶典	黃靜香編譯	180元
㉞正確避孕法	蕭京凌編譯	130元
㉟吃的更漂亮美容食譜	楊萬里著	120元
㊱圖解交際舞速成	鐘文訓編譯	150元
㊲觀相導引術	沈永嘉譯	130元
㊳初為人母12個月	陳義譯	180元
㊴圖解麻將入門	顧安行編譯	160元
㊵麻將必勝秘訣	石利夫編譯	160元
㊶女性一生與漢方	蕭京凌編譯	100元
㊷家電的使用與修護	鐘文訓編譯	160元
㊸錯誤的家庭醫療法	鐘文訓編譯	100元
㊹簡易防身術	陳慧珍編譯	130元
㊺茶健康法	鐘文訓編譯	130元
㊻雞尾酒大全	劉雪卿譯	180元
㊼生活的藝術	沈永嘉編著	120元
㊽雜草雜果健康法	沈永嘉編著	120元
㊾如何選擇理想妻子	荒谷慈著	110元
㊿如何選擇理想丈夫	荒谷慈著	110元
51中國食與性的智慧	根本光人著	150元
52開運法話	陳宏男譯	100元
53禪語經典＜上＞	平田精耕著	150元
54禪語經典＜下＞	平田精耕著	150元
55手掌按摩健康法	鐘文訓譯	180元
56脚底按摩健康法	鐘文訓譯	150元
57仙道運氣健身法	高藤聰一郎著	150元
58健心、健體呼吸法	蕭京凌譯	120元
59自彊術入門	蕭京凌譯	120元
60指技入門	增田豐著	160元
61下半身鍛鍊法	增田豐著	180元

㊷表象式學舞法	黃靜香編譯	180元
㊸圖解家庭瑜伽	鐘文訓譯	130元
㊹食物治療寶典	黃靜香編譯	130元
㊺智障兒保育入門	楊鴻儒譯	130元
㊻自閉兒童指導入門	楊鴻儒譯	180元
㊼乳癌發現與治療	黃靜香譯	130元
㊽盆栽培養與欣賞	廖啟新編譯	180元
㊾世界手語入門	蕭京凌編譯	180元
⑩賽馬必勝法	李錦雀編譯	200元
⑪中藥健康粥	蕭京凌編譯	120元
⑫健康食品指南	劉文珊編譯	130元
⑬健康長壽飲食法	鐘文訓編譯	150元
⑭夜生活規則	增田豐著	160元
⑮自製家庭食品	鐘文訓編譯	200元
⑯仙道帝王招財術	廖玉山譯	130元
⑰「氣」的蓄財術	劉名揚譯	130元
⑱佛教健康法入門	劉名揚譯	130元
⑲男女健康醫學	郭汝蘭譯	150元
⑳成功的果樹培育法	張煌編譯	130元
㉑實用家庭菜園	孔翔儀編譯	130元
㉒氣與中國飲食法	柯素娥編譯	130元
㉓世界生活趣譚	林其英著	160元
㉔胎教二八〇天	鄭淑美譯	180元
㉕酒自己動手釀	柯素娥編著	160元
㉖自己動「手」健康法	手嶋昇著	160元
㉗香味活用法	森田洋子著	160元
㉘寰宇趣聞搜奇	林其英著	200元

•命理與預言•電腦編號06

①星座算命術	張文志譯	120元
②中國式面相學入門	蕭京凌編著	180元
③圖解命運學	陸明編著	200元
④中國秘傳面相術	陳炳崑編著	110元
⑤輪迴法則（生命轉生的秘密）	五島勉著	80元
⑥命名彙典	水雲居士編著	180元
⑦簡明紫微斗術命運學	唐龍編著	130元
⑧住宅風水吉凶判斷法	琪輝編譯	180元
⑨鬼谷算命秘術	鬼谷子著	150元
⑩密教開運咒法	中岡俊哉著	250元
⑪女性星魂術	岩滿羅門著	200元

國家圖書館出版品預行編目資料

克服癌症調和道呼吸法／帶津良一著，楊鴻儒譯，
—初版，—臺北市，大展，1996（民85）
面；　　公分，—（健康天地；56）
譯自：ガンに克つ究極の調和道呼吸法
ISBN 957-557-646-2（平裝）

1. 氣功　2. 癌

413.94　　　　85010856

原書名：ガンに克つ究極の調和道呼吸法
原著作者：帶津良一　©Ryoichi Obitsu 1994
原出版者：祥伝社
版權仲介：宏儒企業有限公司
日本エニ・エージエンシー

克服癌症調和道呼吸法

ISBN 957-557-646-2

原 著 者／帶 津 良 一
編 譯 者／楊　鴻　儒
發 行 人／蔡　森　明
出 版 者／大展出版社有限公司
社　　址／台北市北投區（石牌）
致遠一路二段12巷1號
電　　話／(02) 8236031・8236033
傳　　眞／(02) 8272069
郵政劃撥／0166955－1
登 記 證／局版臺業字第2171號

承 印 者／國順圖書印刷公司
裝　　訂／嶸興裝訂有限公司
排 版 者／千賓電腦打字有限公司
電　　話／（02）8812643
初　　版／1996年（民85年）5月
定　　價／180元

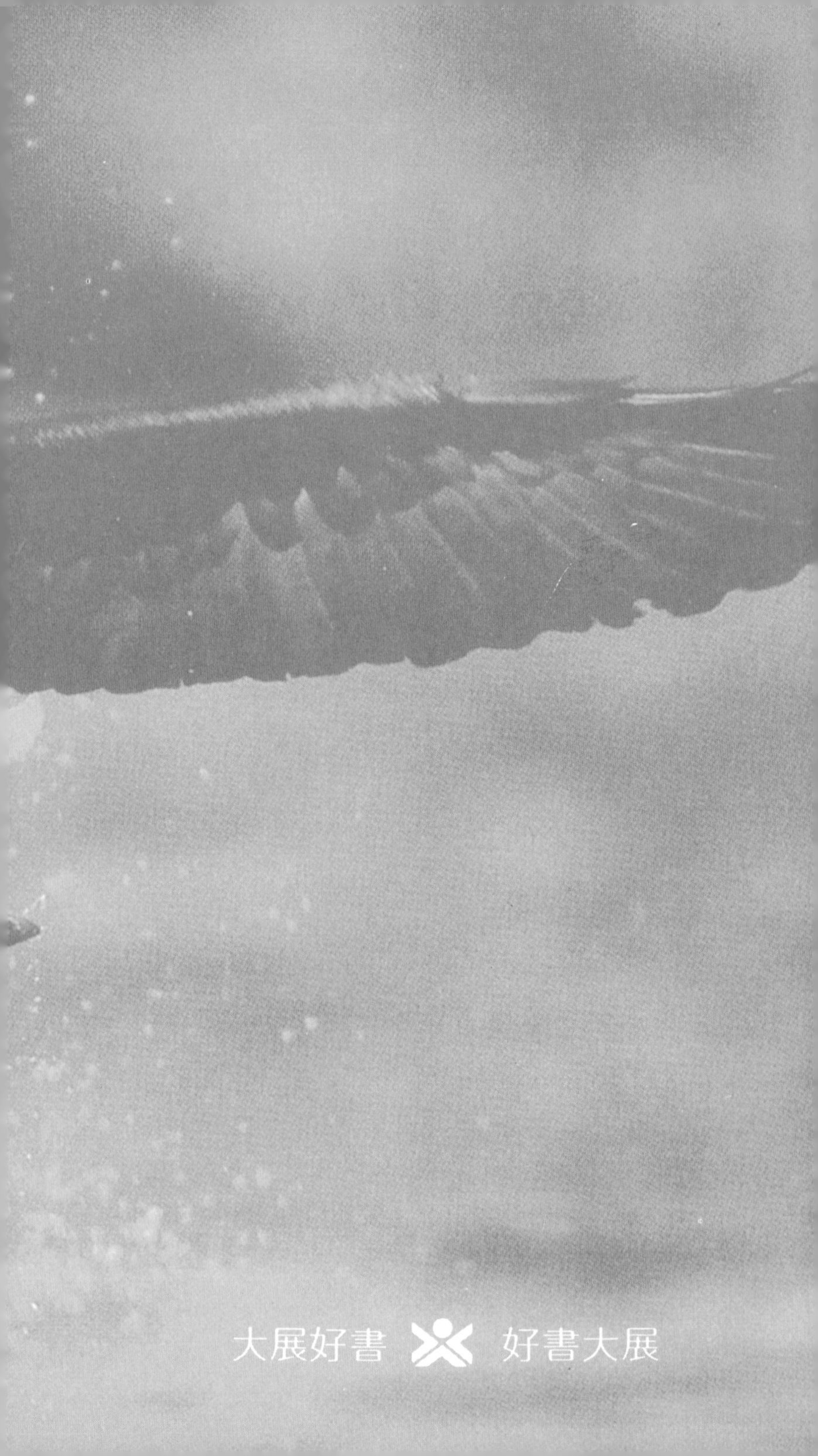
大展好書 好書大展

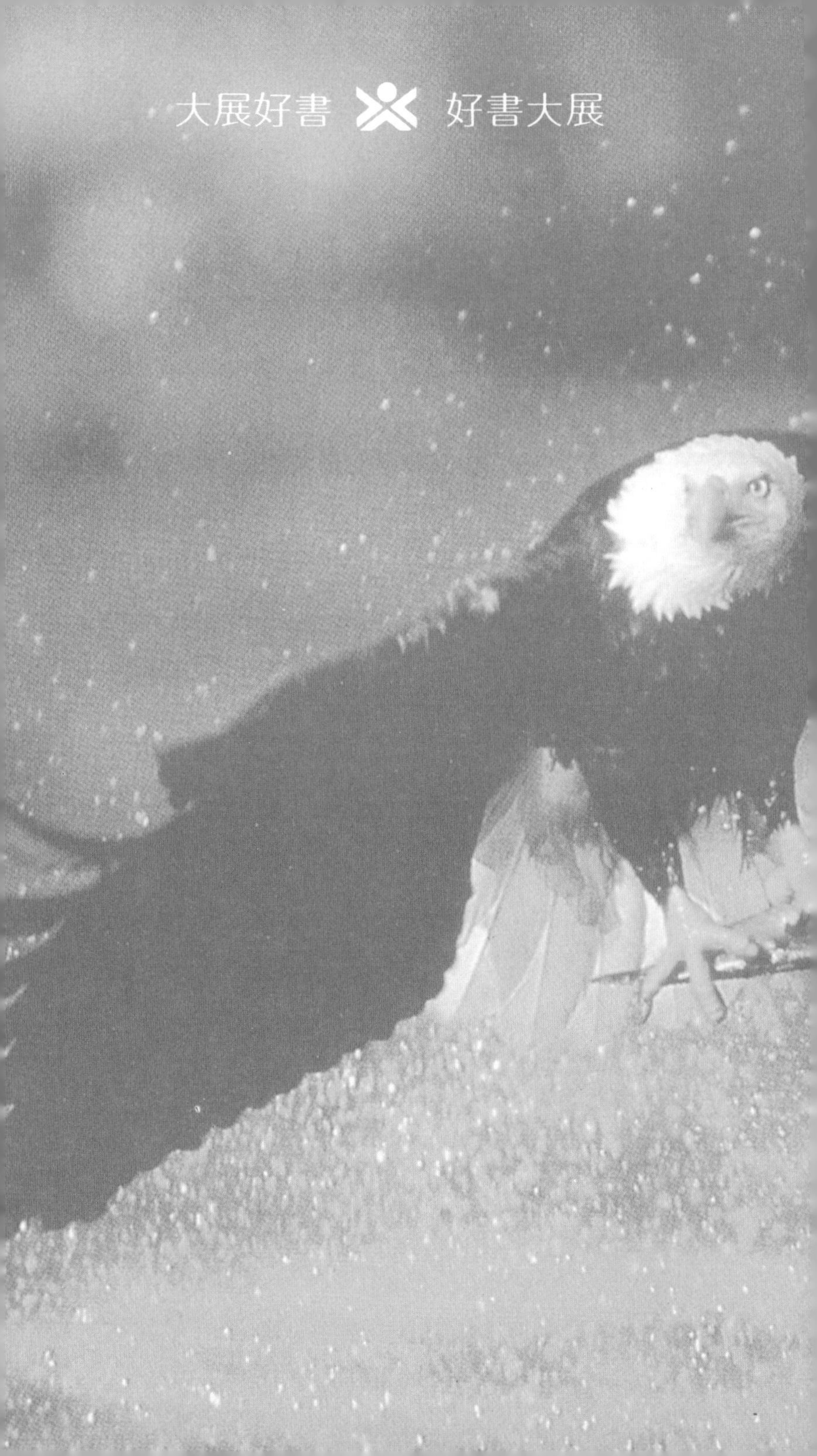
大展好書 好書大展